Sreejee G.
Ramisz Rahman A.

Complicações da cirurgia ortognática

Sreejee G.
Ramisz Rahman A.

Complicações da cirurgia ortognática

Uma visão geral

ScienciaScripts

Imprint

Any brand names and product names mentioned in this book are subject to trademark, brand or patent protection and are trademarks or registered trademarks of their respective holders. The use of brand names, product names, common names, trade names, product descriptions etc. even without a particular marking in this work is in no way to be construed to mean that such names may be regarded as unrestricted in respect of trademark and brand protection legislation and could thus be used by anyone.

Cover image: www.ingimage.com

This book is a translation from the original published under ISBN 978-620-7-64006-5.

Publisher:
Sciencia Scripts
is a trademark of
Dodo Books Indian Ocean Ltd. and OmniScriptum S.R.L publishing group

120 High Road, East Finchley, London, N2 9ED, United Kingdom
Str. Armeneasca 28/1, office 1, Chisinau MD-2012, Republic of Moldova, Europe
Printed at: see last page
ISBN: 978-620-7-62174-3

Índice

INTRODUÇÃO

A deformidade dento-facial refere-se a desvios das proporções faciais normais e das relações dentárias que são suficientemente graves para serem incapacitantes. Estas anomalias envolvem muitos aspectos da vida do doente e estão por vezes também associadas a uma redução do espaço aéreo faríngeo. (1)

Entre os procedimentos essenciais no armamentário cirúrgico de um cirurgião maxilofacial está a capacidade de seccionar e reposicionar os ossos do esqueleto facial. (2) A cirurgia facial correctiva é arbitrariamente dividida em cirurgia ortognática (para deformidades de desenvolvimento, congénitas e pós-traumáticas; e discrepâncias de base causadas por atrofia) e cirurgia estética (correção morfológica com pouco impacto funcional). A cirurgia ortognática inclui a ortodontia cirúrgica e a correção do equilíbrio facial. (3)

A cirurgia ortognática é um conjunto de técnicas que resolvem importantes alterações funcionais e estéticas. (4) Através da cirurgia ortognática é possível tratar as deformidades dento-faciais: este tipo de cirurgia tem vários efeitos sobre as estruturas esqueléticas e apresenta alterações. (1) É amplamente utilizada para corrigir discrepâncias dentofaciais com diversas implicações na função mastigatória, dor facial e estética. (4) Em alguns casos, as técnicas ortognáticas podem ser aplicadas mesmo em ressecções tumorais e no tratamento de pacientes com a síndrome da apneia obstrutiva do sono. Vários benefícios têm sido relatados, incluindo melhor função mastigatória, redução da dor facial, resultados mais estáveis em discrepâncias severas e melhor estética facial. (7)

PRINCIPAIS CONTRIBUTOS CIRÚRGICOS PARA A CIRURGIA ORTOGNÁTICA

DATE	CLINICIAN (S)	DESCRIPTION
1849	**Hullihen**	Anterior mandibular subapical osteotomy and set-back, intraoral approach.
1859	**Von Langenbeck**	Hemimaxillary osteotomy for access to nasopharyngeal polyp
1868	**Cheever**	Maxillary osteotomy and down fracture at what is now termed the Le Fort I level for access to a nasopharyngeal polyp.
1905	**Lane**	Horizontal ramus osteotomy to set-back the mandible, extraoral approach
1906	**Blair**	Mandibular body ostectomy to set-back the mandibular body, extraoral approach; (procedure undertaken in 1897, but published in 1906)
1907	**Blair**	Horizontal ramus osteotomy to advance the mandible, extraoral approach
1909	**Babcock**	Horizontal ramus osteotomy to set-back the mandible, extraoral approach; (procedure undertaken in 1908, but published in 1909).
1912	**Harsha**	Performed a mandibular body ostectomy, extraoral approach; maintained the integrity of the neurovascular bundle
1913	**Cryer**	Described a semi-circular osteotomy near the angle of the mandible, extraoral approach.
1917	**Aller**	Described removal of the bony wedge from the mandibular body, via an intraoral approach.
1921	**Cohn-stock**	Segmental retroclination of the anterior maxillary dentoalveolus (procedure undertaken in 1920)
1925	**Limberg**	Posterior oblique vertical ramus osteotomy, extraoral approach
1927	**Wassmund**	Inverted 'L' type ramus osteotomy, extraoral approach.

1927	**Wassmund**	Le Fort I osteotomy with the pterygomaxillary junction left intact; elastic forces were used to advance the maxilla.
1928	**Kostecka**	Condylar neck osteotomy using Gigli saw to set-back the mandible, extraoral approach (but with minimal incisions).
1934	**Axhausen**	Le Fort I osteotomy with postoperative advancement using elastic traction.
1935	**Wassmund**	Segmental set-back of the anterior maxilla (2-stage procedure: first palatal approach; 4 weeks later buccal approach).
1936	**Hofer**	Described an anterior mandibular subapical osteotomy to advance the mandibular labial dentoalveolar segment; extraoral approach; severed the mental nerves
1936	**Kazanjian**	Oblique horizontal osteotomy of the ramus, extraoral approach.
1938	**Ernst**	The first horizontal ramus osteotomy via an intraoral approach.
1942	**Hofer**	Osseous genioplasty - horizontal forward sliding osteotomy of a receding chin, extraoral approach (on a cadaver).
1942	**Schuchardt**	Stepped horizontal osteotomy of the ramus, intraoral approach.
1942	**Schuchardt**	Staged Le Fort I osteotomy, followed by pterygomaxillary separation; external postoperative traction using a pulley and weights was used to advance the maxilla.
1949	**Moore and Ward**	Recommended horizontal transection of the pterygoid plates for maxillary advancement
1953	**Obwegeser**	Sagittal split osteotomy of the ramus, intraoral approach, (published in 1957).

1954	**Gilles and Rowe**	Described a maxillary osteotomy in a cleft patient with advancement and use of autogenous bone grafts.
1954	**Cupar**	Described a single-stage anterior segmental maxillary osteotomy (intraoral approach).
1954	**Caldwell and Letterman**	Vertical subsigmoid osteotomy of the ramus, extraoral approach.
1957	**Trauner and Obwegeser**	Osseous genioplasty, intraoral approach.
1959	**Obwegeser (and Dal Pont)**	Modification of the original Obwegeser sagittal split osteotomy, moving the lateral corticotomy anteriorly, and vertically directed along the body of the mandible (published by Dal Pont)
1959	**Kole**	Described an anterior mandibular subapical osteotomy to advance the mandibular labial dentoalveolar segment; intraoral approach; preserved the mental nerves.
1959	**Schuchardt**	Described a two-stage segmental impaction of the posterior maxillary dentoalveolus (Developed in mid-1950s)
1960	**Kufner**	Modified the Schuchardt two-stage posterior segmental maxillary impaction as a one-stage procedure.
1965	**Neuner**	Described the double-step advancement osseous genioplasty.
1965	**Obwegeser**	Fully mobilized the maxilla; in a single step brought it into the predicted position.
1966	**Obwegeser**	Walter Reed Army Medical Center – series of lectures – described as the beginning of modern orthognathic surgery
1966	**Wunderer**	Segmental set-back of the anterior maxilla (1-stage procedure, palatal approach).

1968	**Caldwell et al**	'C' type ramus osteotomy.
1968	**Hunsuck**	Advocated a modified Obwegeser sagittal split osteotomy, suggesting an incomplete horizontal osteotomy of the medial side of the ramus, ending behind the lingula and relying on vertical cleavage lines within the mandible to complete the split.
1969 to mid-1990s	**Bell**	Investigations on the blood supply and revascularization following orthognathic procedures, particularly in the maxilla.
1970	**Hebert, Kent, and Hinds**	Vertical subsigmoid osteotomy of the ramus, intraoral approach
1970	**Obwegeser**	Report of first bimaxillary orthognathic procedure, performed in 1969, published in 1970
1974	**Spiessl**	Described rigid fixation of the mandible following a sagittal split osteotomy using compression lag screws; Luhr's maxillofacial fixation system was in development from the 1960s, including plates and screws.
1974	**MacIntosh**	Described the total subapical mandibular osteotomy.
1977	**Epker**	Advocated further modification to the Hunsuck approach to the Obwegeser sagittal split osteotomy, suggesting minimal soft tissue dissection.
1985	**Bennett and Wolford**	Described the Le Fort I 'step' osteotomy, which prevented the potential ramping effect with maxillary advancement

São vários os factores que intervêm no tratamento de um indivíduo com uma deformidade dento-facial para obter o resultado mais estético e funcional possível. Devido ao planeamento preciso necessário e à complexidade da cirurgia, existe uma multiplicidade de níveis a partir dos quais podem ocorrer erros. (6)

Embora as complicações relatadas sejam limitadas, quando ocorrem, aumentam o tempo de cirurgia, o risco de deficiências permanentes e a necessidade de reoperações, além de dificultar a qualidade de vida do paciente. (3)

Os obstáculos que podem levar a complicações podem ser divididos em: [6]

- Pré-operatório
- Intra-operatório
- Pós-operatório

Referências

1. Mario Santagata, Umberto Tozzi, Ettore Lamart, Gianpaolo Tartaro. Efeito da Cirurgia Ortognática no Espaço Posterior das Vias Aéreas em Pacientes Afectados por Maloclusão Classe III Esquelética. J. Maxillofac. Oral Surg. 2014.
2. Patel, P. K. (2014). Osteotomias maxilares. Ferraro's Fundamentos de Cirurgia Maxilofacial, 393-417. doi:10.1007/978-1-4614-8341-0_30
3. Acebal-Bianco F, Vuylsteke PL, Mommaerts MY, De Clercq CA. Complicações perioperatórias em cirurgia ortopédica facial correctiva: um estudo retrospetivo de 5 anos. J Oral Maxillofac Surg 2000; 58(7):754-60.
4. Sergio Olate, Eder Sigua, Luciana Asprino, Mahcio de Moraes. Complicações em Cirurgia Ortognática. The Journal of Craniofacial Surgery "Volume 00, Número 00, Mês 2017.
5. Marco Friscia, Carolina Sbordone, Marzia Petrocelli, Luigi

Angelo Vaira, Federica Attanasi, Francesco Maria Cassandro, Mariano Paternoster, Giorgio Iaconetta, Luigi Califano.

Complicações após cirurgia ortognática: a nossa experiência em 423 casos. Oral Maxillofac Surg

6. Megan T. Robl, Brian B. Farrell, Myron R. Tucker.

Complicações na cirurgia ortognática Um relatório de 1000 casos. Oral Maxillofacial Surg Clin N Am 26 (2014) 599-609

7. Panula K, Finne K, Oikarinen K. Incidência de complicações e problemas relacionados com a cirurgia ortognática: uma revisão de 655 pacientes. J Oral Maxillofac Surg 2001; 59(10):1128-36.

REVISÃO DA LITERATURA

Revisão da literatura - 1

Rosenberg et al, em 1982, investigaram o efeito da ligadura da artéria carótida externa e seus ramos principais no fluxo sanguíneo da artéria maxilar em quatro babuínos Chacma. A partir de seu estudo, o autor relatou que a ligadura da artéria carótida externa abaixo e acima da origem das artérias lingual e facial reduziu o fluxo sanguíneo da artéria maxilar em 40% e 73%, respetivamente. A ligadura da artéria carótida externa acima da origem dos vasos lingual e facial, juntamente com a ligadura do tronco occipital auricular posterior, reduziu o fluxo sanguíneo da artéria maxilar em 99,2%. Com base nestes resultados experimentais, o autor sugeriu que a hemorragia da artéria maxilar no homem pode ser mais eficazmente controlada pela ligadura da artéria carótida externa na fossa retromandibular, distal à origem da artéria auricular posterior, combinada com a ligadura da artéria temporal superficial na raiz do zigoma.

Revisão da literatura - 2

Brady et al, em 1986, relataram o primeiro caso de trombose da artéria carótida após osteotomia eletiva da maxila ou da mandíbula. O autor descreveu que a causa mais provável foi um golpe brusco e repentino na região da artéria carótida direita, seja quando a divisão mandibular foi completada ou quando a tuberosidade maxilar foi separada. O autor concluiu que o golpe estava associado a uma hiperextensão do pescoço e flexão lateral, o que poderia ter induzido uma rutura intimal.

Revisão da literatura - 3

Dennis M. Ruscello et al realizaram um estudo prospetivo sobre os efeitos da cirurgia ortognática na produção da fala. As características da fala de 20 pacientes submetidos à cirurgia ortognática para correção de vários defeitos esqueléticos foram estudadas antes do tratamento cirúrgico e em intervalos periódicos no pós-operatório. 12 (60%) pacientes apresentaram erros articulatórios no pré-operatório. Os erros de articulação pré-operatórios foram classificados como leves, pois não interferiam na capacidade de compreensão. Os testes periódicos indicaram mudanças positivas na articulação para a maioria dos pacientes que apresentaram erros pré-operatórios. No período final do teste, cinco dos doze pacientes com erros pré-operatórios não apresentavam erros de articulação.

Revisão da literatura - 4

Lanigan et al, em 1990, relataram 39 casos de complicações vasculares importantes após cirurgia ortognática. O autor relatou que a grande maioria desses pacientes teve seu primeiro episódio de sangramento nas primeiras 2 semanas após a cirurgia, mas em um caso a primeira hemorragia só ocorreu após 5 semanas de pós-operatório. A maioria dos casos era de natureza recorrente e muitas vezes não respondia ao primeiro tratamento utilizado. As modalidades de tratamento bem-sucedidas utilizadas para estancar as hemorragias incluíram tamponamento nasal anterior e posterior, tamponamento do antro maxilar, reoperação com clipagem ou eletrocoagulação dos vasos sangrantes ou uso de agentes hemostáticos tópicos na região pterigomaxilar, ligadura da artéria carótida externa, embolização seletiva da artéria maxilar e seus ramos terminais, ou qualquer combinação desses métodos. O autor ainda recomendou que esses métodos utilizados para estancar a hemorragia, no entanto, podem diminuir o suprimento sanguíneo para a maxila e contribuir para o desenvolvimento de necrose asséptica posterior, principalmente nos casos de osteotomias multissegmentares Le Fort I.

Revisão da literatura - 5

Precious et al relataram 8 casos de acne esteroide (todos do sexo feminino, com idades compreendidas entre os 24 e os 36 anos e sem história prévia de acne) após cirurgia ortognática numa série de 1276 pacientes adultos, nos quais foi utilizada uma terapêutica parentérica com corticosteróides de curta duração para reduzir o inchaço pós-operatório. O autor acrescentou que, em todos os casos, as erupções cutâneas acneiformes se resolveram lentamente sem cicatrizes, a única terapia utilizada foi o peróxido de benzilo tópico a 5% e nenhum doente do sexo masculino teve esta complicação.

Revisão da literatura - 6

Mommaerts et al, no seu relato de caso em 1992, descreveu uma técnica de tratamento para uma fratura do córtex lateral ao longo da linha ou ao nível da osteotomia horizontal medial - que ocorre quando a placa cortical vestibular é fracturada lateralmente, com ou sem o processo coronoide, enquanto o côndilo permanece ligado ao segmento distal dentário. O autor afirma que, após cuidadosa determinação da posição do feixe neurovascular, o côndilo e a parte superior do ramo ascendente são cortados com uma longa broca Lindemann, logo acima do forame mandibular. A fixação intermaxilar (IMF) é então aplicada. A placa cortical vestibular é amplamente despojada das suas ligações periosteais e musculares, e é deslocada para cima cranialmente. O fragmento condilar, com ou sem o processo coronoide, e a placa cortical vestibular são fixados com um ou dois parafusos, que são inseridos pela mesma abordagem transbucal. Desta forma, cria-se um contacto ósseo adequado, garante-se a imobilização dos fragmentos e recupera-se o controlo sobre o segmento proximal. O côndilo é reposicionado na fossa e a osteossíntese com parafusos é aplicada entre os segmentos distal e proximal.

Revisão da literatura - 7

Prescious et al, em 1992, fizeram uma avaliação comparativa da fratura da placa pterigóidea na osteotomia Le fort I com e sem cinzel pterigoide, através de tomografia computadorizada de 58 pacientes. O autor relatou que, no momento da cirurgia, o cirurgião observou que a separação aceitável entre a maxila e o processo pterigoide ocorreu em 80% dos casos em que o cinzel foi utilizado e em 86% daqueles em que o cinzel não foi utilizado. Nos demais casos, foi necessário um pequeno ajuste ósseo, principalmente na região do processo horizontal do osso palatino adjacente ao processo pterigoide do osso esfenoide. A tomografia computadorizada demonstrou que houve fratura das placas pterigoides em 87% dos casos em que foi utilizado o cinzel e em 82% dos casos em que a separação pterigomaxilar foi realizada sem cinzel. No plano axial, o padrão de separação pterigomaxilar nos grupos com e sem cinzel foi muito semelhante: 27% e 29%, respetivamente, na junção pterigomaxilar; 53% e 58%, anteriormente a ela; e 20% e 13%, posteriormente à junção pterigomaxilar. Em todos os casos, a separação ocorreu próximo à junção pterigomaxilar.

Revisão da literatura - 8

Lanigan et al, em 1993, realizaram um estudo sobre as fracturas da placa pterigoide resultantes da separação pterigomaxilar na osteotomia de Lefort 1, que podem estar associadas a fracturas indesejáveis que se estendem à base do crânio e à órbita e que podem levar a complicações raras mas graves. Assim, o autor estudou 5 abordagens alternativas para a disjunção pterigomaxilar em 50 cadáveres frescos. Através dos resultados do estudo, o autor afirmou que a utilização de um osteótomo Obwegeser curvo para realizar a disjunção pterigomaxilar deve ser abandonada, uma vez que conduz a uma incidência inaceitavelmente elevada de fracturas da placa pterigoide de alto nível na base do crânio ou perto dela e acrescentou ainda que os melhores resultados foram obtidos com uma serra micro-oscilante Stryker ®.

Revisão da literatura - 9

Lanigan et al, em 1993, relataram 8 casos de complicações oftálmicas após cirurgia ortognática. De acordo com Lanigan et al, um doente com uma diminuição da acuidade visual deve ser submetido a uma TAC de emergência da órbita e da base do crânio. Uma diminuição da acuidade visual pode responder a um tratamento adequado, mas frequentemente um paciente pode ficar com uma perda visual permanente, parcial ou total. No entanto, os casos de oftalmoplegia, epífora, secura da córnea e anestesia da córnea podem melhorar espontaneamente com o tempo, sem necessidade de intervenção cirúrgica oftalmológica específica, embora esta possa ser indicada por vezes.

Revisão da literatura - 10

Kasey K. L, em 1995, relatou um caso incomum de cegueira resultante da síndrome do compartimento orbital causada por hemorragia retrobulbar após osteotomia segmentar maxilar posterior bilateral. Para o tratamento, foi administrada uma megadose de esteróides intravenosos (metil prednisolona) numa dose de carga de 30 mg/kg e, em seguida, 15 mg/g de 6 em 6 horas durante 72 horas, tendo sido também administrados timolol tópico e acetazolamida para diminuir o inchaço e a pressão intraocular, a fim de melhorar a perfusão do nervo ótico.

Revisão da literatura - 11

Precious et al., em 1998, avaliaram retrospetivamente a presença de dentes impactados como fator determinante de fraturas desfavoráveis em 1256 osteotomias sagital-split. Em 1256 osteotomias sagital-split mandibulares, houve 24 (1,9%) com fraturas desfavoráveis. 5 de 24 ocorreram quando os dentes terceiros molares foram removidos no momento da osteotomia e 19 de 24 fraturas mandibulares ocorreram quando nenhum dente terceiro molar impactado estava presente no momento da osteotomia. A partir desses achados, o autor concluiu que as fraturas mandibulares podem ocorrer com maior frequência quando os terceiros molares impactados foram removidos pelo menos 6 meses antes da osteotomia sagital-split, em comparação com quando os terceiros molares são removidos concomitantemente à osteotomia sagital-split.

Revisão da literatura - 12

Acebal-Bianco et al, em 2000, estudaram retrospetivamente a frequência e a gravidade das complicações após cirurgia ortopédica facial. Segundo ele, a complicação mais frequente foi o comprometimento da função do nervo trigêmeo. Em 31,5% das osteotomias de base mandibular, 43,6% das osteotomias combinadas de base mandibular e mento e 13% das osteotomias de mento, a sensibilidade labial estava diminuída no pós-operatório imediato. Após 1 ano, esse número foi reduzido para aproximadamente 5%. A função de 17 nervos linguais e 45 nervos infra-orbitais foi temporariamente afetada. A infeção da ferida foi a próxima em frequência. 53 infecções (relação mandíbula-maxila, 2,5:1) foram tratadas com drenagem sob anestesia local e terapia antibiótica.

Revisão da literatura - 13

Panula et al, em 2001, avaliaram retrospetivamente a incidência de complicações pré, intra e pós-operatórias de cirurgia ortognática durante um período de 13 anos, entre 1983 e 1996, em 655 pacientes. O autor relatou que a complicação mais comum foi um défice neurosensorial na região inervada pelo nervo alveolar inferior; ligeiro em 32% dos pacientes (183 de 574 pacientes com uma osteotomia na mandíbula) e perturbador em 3% dos pacientes (18/574). A complicação mais grave foi uma hemorragia intra-operatória grave num doente que necessitou de grandes transfusões de sangue e, posteriormente, de embolização da artéria maxilar interna.

Revisão da literatura - 14

Mehra et al, em 2001, realizaram um estudo retrospetivo para comparar o número de fracturas desfavoráveis após osteotomias sagitais divididas (SSOs) da mandíbula quando os terceiros molares estavam presentes ou ausentes em 262 pacientes com 500 osteotomias sagitais divididas. Registaram-se 11 (2,2%) fracturas desfavoráveis em 500 procedimentos de SSO. A incidência de fracturas desfavoráveis foi de 3,2% em SSO com remoção concomitante de terceiros molares inferiores impactados e 1,2% em SSO com ausência de terceiros molares. Seis das 8 fracturas estavam associadas a terceiros molares completamente impactados, e 2 envolviam dentes parcialmente impactados.

Revisão da literatura - 15

Teltzrow et al, em 2005, analisaram as complicações intra-operatórias e pós-operatórias precoces após BSSO numa série de 1264 pacientes consecutivos operados durante um período de 20 anos num único centro. O autor relatou que, em 35 pacientes (2,8%), se desenvolveu uma infeção que exigiu incisão e drenagem extra-orais; em 27 pacientes (2,1%), o nervo alveolar inferior foi inadvertidamente cortado; 18 pacientes (1,4%) tiveram de ser submetidos a uma nova operação devido a dobragem ou fratura do material de osteossíntese; 15 pacientes (1,2%) sofreram complicações hemorrágicas; em 12 pacientes (0,9%), ocorreu uma divisão desfavorável. Em 8 pacientes (0,6%) foram deixados corpos estranhos no local; em 7 pacientes ocorreu uma fraqueza parcial do nervo facial, que foi permanente em 1 paciente. Seis pacientes (0,5%) com uma idade significativamente superior à média (média: 33,6 anos em comparação com 23,1 anos) desenvolveram não união no local da osteotomia, e a mandíbula teve de ser enxertada. Dois doentes (0,2%) desenvolveram osteomielite e um doente com problemas nas vias aéreas necessitou de traqueostomia (0,1%). A partir deste estudo, o autor concluiu que, embora algumas destas complicações da osteotomia sagital bilateral dividida acarretem graves limitações na qualidade de vida relacionada com a saúde, a BSSO continua a ser um procedimento globalmente seguro e um bom conhecimento das razões técnicas para estas complicações deverá ajudar a reduzir a sua incidência.

Revisão da literatura - 16

Koichiro Ueki et al, em 2006, avaliaram retrospetivamente a utilidade e a vantagem dos dispositivos ortodônticos em osteotomias. Segundo o autor, a utilização de uma cadeia de força elástica e de um fio pré-formado durante uma operação oral pode facilmente prevenir a ocorrência de defeitos periodontais no local da osteotomia interdentária e assegurar a margem gengival estética, sem necessidade de um enxerto ósseo.

Revisão da literatura - 17

Akiko Kobayashi et al, em 2006, investigaram distúrbios neurosensoriais em pacientes após cirurgia ortognática em relação a diferenças nos métodos de divisão mandibular e grau de habilidade cirúrgica. Aos 6 meses após a cirurgia, o número de pacientes com sensibilidade reduzida foi significativamente maior em pacientes tratados por cirurgiões com pouca experiência do que em pacientes tratados por cirurgiões habilidosos e com experiência considerável. O autor também afirmou que, no grupo SSRO, em cada ponto de medição, os limiares para o lábio inferior e o queixo não estavam relacionados com a distância de recuo (ou avanço). Em contraste, no grupo IVRO, apenas no ponto de avaliação de 1 mês, os limiares para o lábio inferior e queixo foram significativamente aumentados em pacientes cujas distâncias de recuo eram maiores do que a média.

Revisão da literatura - 18

Sharifi et al, em 2008, avaliaram a exatidão da previsão da cirurgia de modelo após cirurgia ortognática e identificaram possíveis erros associados ao processo de previsão. De acordo com os resultados do estudo, o autor afirmou que a maxila estava mais subavançada e sobre-impactada anteriormente do que o previsto pela cirurgia de modelo. A quantidade de recuo mandibular foi maior do que a prevista pelo modelo cirúrgico. Nenhuma das diferenças entre o planeamento da previsão e as alterações cirúrgicas reais foi estatisticamente significativa com um $p < 0,05$.

O autor acrescentou que a imprecisão do registo do arco facial, a pastilha intermédia e a auto-rotação da mandíbula no paciente supino ou anestesiado parecem ser as principais razões para os erros.

Revisão da literatura -19

Kok Weng Lye, na sua revisão de 2008, afirmou que os pacientes submetidos a cirurgia ortognática devem ser rastreados quanto a sonolência diurna excessiva, ressonar, aumento do IMC e condições médicas relacionadas com a AOS e enviados para uma PSG nocturna se houver suspeita de AOS. O plano de tratamento proposto pode então ser modificado de acordo com o risco de potencial compromisso das vias aéreas ou mesmo para o melhorar. Em contraste, os procedimentos de avanço do esqueleto facial, especialmente o MMA, demonstraram abrir eficazmente o PAS e curar a AOS existente.

Revisão da literatura - 20

Mehdi Ghoreishian et al, em 2009, avaliaram as mudanças no fluxo de ar nasal e na resistência das vias aéreas nasais após o movimento maxilar realizado por rinomanometria anterior ativa. Segundo o autor, a impactação e o avanço da maxila podem melhorar a função respiratória nasal, mas a impactação e o recuo da maxila reduzem a função respiratória nasal.

Revisão da literatura - 21

Elizabeth A. Meade et al, em 2010, investigaram como a motivação de pacientes jovens para a cirurgia ortognática afetava os resultados do tratamento. O autor afirmou que, quanto mais emocionalmente energizados os pacientes estavam antes da cirurgia, mais satisfeitos estavam com os resultados. Da mesma forma, quanto mais esses pacientes se concentraram nas mudanças estéticas e na melhora da funcionalidade, mais satisfeitos ficaram com os resultados. As recordações dos pais sobre a motivação dos seus filhos antes da cirurgia foram consistentes com os auto-relatos das crianças (todos $P < 0,001$) e correlacionaram-se com a satisfação das crianças (P < 0,001 no domínio energizado; P < 0,01 para o domínio das alterações estéticas). O autor conclui que, cirurgiões orais e ortodontistas devem discutir com pacientes jovens e seus pais a motivação do paciente durante a fase de consulta antes do tratamento para avaliar o quão energizados e focados eles estão nos resultados futuros do tratamento.

Revisão da literatura - 22

Alejandra Piñeiro-Aguilar, em 2011, fez uma revisão sistemática dos dados referentes à perda sanguínea intraoperatória durante intervenções cirúrgicas ortognáticas. Segundo a autora, o volume médio de sangramento intraoperatório foi de 436,11 mL, a média dos desvios-padrão foi de 207,89 mL e a duração média da cirurgia foi de 196,9 minutos. Além disso, o sangramento intraoperatório observado em pacientes durante osteotomias Le Fort I ou do ramo mandibular ou ambas combinadas é geralmente menor do que os limites estabelecidos para transfusão de sangue.

Revisão da literatura - 23

Ho et al, em 2010, avaliaram as taxas de complicações associadas à cirurgia segmentar da maxila em 85 pacientes consecutivos. O autor relatou que a taxa geral de complicações foi de 27%. Três pacientes (4%) tiveram desvitalização dos dentes, três (4%) desenvolveram defeitos periodontais menores e um teve perda dentária. Oito pacientes (9%) tiveram placas removidas, e dois pacientes desenvolveram fístula palatina persistente no pós-operatório.

Revisão da literatura - 24

Cristina Silva Sousa et al, em 2012, fizeram uma revisão das complicações relacionadas à cirurgia ortognática. O autor revisou um total de 819 artigos publicados entre 1980 e 2010, dos quais 23 publicações abordaram o tema do estudo. Segundo o autor, as complicações mais comuns encontradas incluíram lesões nervosas (12,1%), infeção (3,4%), problemas com materiais fixadores (2,5%), desordem da articulação temporomandibular (2,1%), fratura indevida (1,8%), problemas de cicatrização (1,7%) e hemorragia (1,4%). A partir disso, o autor concluiu que, diante de tantas complicações possíveis, o domínio do tratamento cirúrgico ortognático, bem como a interação entre os membros da equipe multidisciplinar, é importante para oferecer um atendimento seguro ao paciente.

Revisão da literatura - 25

Mensink et al. estudaram retrospetivamente 427 pacientes para uma má divisão durante a osteotomia sagital bilateral da mandíbula. De acordo com Mensink et al, em 851 divisões sagitais (427 pacientes), registaram-se 17 más divisões (2%). Todas as 17 eram unilaterais, sob a forma de 11 fracturas da placa vestibular, 5 da placa lingual e 1 do colo do côndilo. A partir desse estudo, o autor concluiu que o único fator preditivo para uma má fissura foi a remoção dos terceiros molares ao mesmo tempo que a BSSO. Não houve associação significativa entre más divisões e idade, sexo, classe de oclusão ou a experiência do cirurgião e acrescentou que fazer uma BSSO com divisores e separadores em vez de cinzéis não aumenta o risco de uma má divisão e é, portanto, seguro com resultados previsíveis.

Revisão da literatura - 26

Sunah Kang et al, em 2014, relataram 2 casos de perda de reflexo lacrimal após cirurgia ortognática maxilar. A tomografia computadorizada mostrou que a placa pterigoide havia sido fraturada em ambos os pacientes. A partir deste facto, o autor afirmou que o gânglio pterigopalatino e as suas fibras associadas na fossa pterigopalatina podem ser lesados durante a osteotomia de Le Fort.

Revisão da literatura - 27

Hamidreza Eftekharian et al, em 2015, avaliaram o efeito da irrigação com ácido tranexâmico (TXA) na hemorragia perioperatória durante a cirurgia ortognática num ensaio controlado aleatório. A perda média de sangue intraoperatória foi de 817,85 ± 261,83 mL em pacientes que receberam irrigação de TXA com solução salina normal (1 mg/mL) e 575,00 ± 286,90 mL em pacientes que receberam solução salina normal para irrigação (P<0,05). A partir disso, o autor concluiu que o TXA é eficaz na redução da perda sanguínea intra-operatória em pacientes para os quais se prevê uma perda sanguínea substancial.

Revisão da literatura - 28

Catherine et al, em 2015, realizaram uma revisão sistemática sobre a reabsorção condilar após cirurgia ortognática, utilizando dados de 1970 a 2014. O autor afirmou que a reabsorção condilar ocorreu principalmente em mulheres entre os 14 e os 50 anos de idade com disfunção da ATM pré-existente, deficiência de estrogénio, má oclusão de classe II com um ângulo do plano mandibular elevado, uma altura facial posterior diminuída e um pescoço condilar inclinado posteriormente. Além disso, o avanço mandibular superior a 10 mm, a rotação da mandíbula no sentido anti-horário e o reposicionamento condilar posterior foram associados a um risco aumentado de CROS.

Revisão da literatura - 29

Marco Friscia et al analisaram as complicações intra e pós-operatórias relacionadas com a cirurgia ortognática durante um período de 10 anos, de 2005 a 2014, no Departamento de Cirurgia Maxilofacial da Universidade Federico II de Nápoles, Itália. Os registos médicos de 423 pacientes que foram submetidos a cirurgia ortognática no período de 10 anos foram analisados retrospetivamente e as complicações foram registadas. Foram registadas 185 complicações em 143 (33,8%) dos 423 pacientes tratados. As complicações detectadas foram lesões nervosas (49 casos, 11,9%), infecções (10 casos, 2,4%), complicações relacionadas com placas ou parafusos de fixação (30 casos, 7,1%), osteotomia mal dividida (8 casos, 1,9%), distúrbios secundários da articulação temporomandibular (36 casos, 8,5%), lesões dentárias (21 casos, 5%), reabsorção condilar (2 casos, 0,5%) e necessidade de uma segunda cirurgia (24 casos, 5,7%).

Revisão da literatura - 30

Sergio Olate et al realizaram um estudo retrospetivo entre 2005 e 2014 e analisaram a presença de complicações relacionadas à cirurgia ortognática realizada por cirurgiões da Divisão de Cirurgia Bucomaxilofacial da Universidade Estadual de Campinas, Piracicaba, Brasil. Foram incluídos pacientes submetidos à cirurgia ortognática e identificadas as complicações intraoperatórias, como ocorrência de bad split, sangramento e lesão tecidual, e variáveis pós-operatórias, como sensibilidade prejudicada, infeção e alterações nos sistemas de osteossíntese. Foram incluídos 250 pacientes, com seguimento médio de 13 meses; 62,8% eram mulheres e 37,2% homens; 18,8% dos indivíduos apresentaram algum tipo de complicação intra ou pós-operatória; excluindo-se as recidivas e complicações por perda de colagem do dispositivo ortodôntico, observou-se um índice de complicações de 12,4%; as complicações intraoperatórias foram de 8% e as complicações pós-operatórias de 10,4%. O autor concluiu que a cirurgia ortognática é relativamente segura e produz um baixo número de complicações quando realizada por cirurgiões em formação.

Revisão da literatura - 31

Davis et al, em 2016, fizeram um estudo retrospetivo para determinar a prevalência de infeção do sítio cirúrgico (SSI) após cirurgia ortognática. De 2.268 pacientes, 8% dos pacientes desenvolveram uma ISC. A maioria das infecções iniciais (62%) e a maioria das infecções recorrentes (78%) ocorreram na mandíbula. A prevalência média de SSI para procedimentos em múltiplos maxilares (9,2%) foi significativamente mais elevada do que para procedimentos cirúrgicos únicos (5,3%; P = 0,0013). A prevalência de infeção foi significativamente menor no grupo da cefazolina (6,2%) em comparação com os grupos da penicilina (14,3%; P < 0,0001) e da clindamicina (10,4%; P < 0,02). A partir destes resultados, o autor concluiu que a utilização profiláctica de cefalosporinas de primeira geração, como a cefazolina, parece ser mais eficaz do que a penicilina e a clindamicina na prevenção de ISC em cirurgia ortognática. Além disso, a cirurgia bimaxilar, os procedimentos mandibulares e a duração da cirurgia podem exigir uma profilaxia antibiótica mais eficaz.

Referências

1. Rosenberg I, Austin J, Wright P, et al: O efeito da ligadura experimental da artéria carótida externa e dos seus ramos principais na hemorragia da artéria maxilar. Int J Oral Surg

11:251, 1982.

2. Brady S, Courtemanche A, Steinbok P: Trombose da artéria carótida após osteotomias mandibulares e maxilares electivas. Ann Plast Surg 6:121, 1981

3. Ruscello DM, Tekieli ME, Jakomis T, Cook L, e Van Sickles JE. 1986. "Os efeitos da cirurgia ortognática na produção da fala". Am J Orthod 89(3): 237.

4. Dennis T. Lanigan, Juliana H. Hey, Roger A. West. Necrose Asséptica Após Osteotomias Maxilares: Relato de 36 casos. J Oral Maxillofac Surg 48:142-156, 1990.

5. D. S. Precious, C. D. Hoflman, R. Miller. Acne esteroide após cirurgia ortognática. Oral surc oral med oral pathol 1992; 74:279-81.

6. Mommaerts MY: Two similar 'bad splits' and how they were treate (Relato de dois casos). Int J Oral Maxillofac Surg 21: 331-332, 1992

7. Precious DS, Goodday RH, Bourget L, Skulsky FG. Fratura da placa pterigoide na osteotomia Le Fort I com e sem cinzel pterigoide: avaliação por tomografia computorizada de 58 pacientes. JOral MaxillofacSurg 1993: 51: 151-153.

8. Lanigan D, Guest P: Abordagens alternativas para a separação pterigomaxilar. Int J Oral Maxillofac Surg 22:131, 1993

9. Dennis T. Lanigan, Ken Romanchuk, Charles K. Olson, Complicações oftálmicas associadas à cirurgia ortognática. J Oral Maxillofac Surg 51:480-494,1993

10. Kasey K. Li, John G. Meara, Peter A.D. Rubin. Síndrome do Compartimento Orbital após Cirurgia Ortognática. J Oral Maxillofac Surg 53:964-968, 1995

11. Precious DS, Lung KE, Pynn BR, e Goodday RH. 1998. "Presença de dentes impactados como um fator determinante de divisões desfavoráveis em 1256 osteotomias de divisão sagital." Oral Surg Oral Med Oral Path Oral Radiol Endod 85(4): 362.

12. Acebal-Bianco F, Vuylsteke PL, Mommaerts MY, De Clercq CA. Complicações perioperatórias em cirurgia ortopédica facial correctiva: um estudo retrospetivo de 5 anos. J Oral Maxillofac Surg 2000; 58(7):754-60.

13. Panula K, Finne K, Oikarinen K. Incidência de complicações e problemas relacionados com a cirurgia ortognática: uma revisão de 655 pacientes. J Oral Maxillofac Surg 2001; 59(10):1128-36.

14. Mehra P, Castro V, Freitas RZ, e Wolford LM. 2001. "Complicações da osteoeomia do ramo sagital dividido da mandíbula associadas à presença ou ausência de terceiros molares". J Oral Maxillof Surg 59(8): 854.

15. Teltzrow T, Kramer F-J, Schulze A, Baethge C, Brachvogel P. Complicações perioperatórias após osteotomia sagital dividida da mandíbula. J Craniomaxilofac Surg 2005; 33(5):307-13.

16. Ueki K, Marukawa K, Shimada M, Alam S, Nakagawa K, e Yamamoto E. 2006. "A prevenção da perda óssea periodontal no local da osteotomia após osteoeomia segmentar anterior e dento-óssea." J Oral Maxillofac Surg 64(10): 1526.

17. Akiko Kobayashi, Hidemi Yoshimasu, Jyunji Kobayashi, Teruo Amagasa. Alteração Neurossensorial na Área do Lábio Inferior e Queixo após Cirurgia Ortognática: Osteotomia Sagital Bilateral Dividida versus Osteotomia L Ramus Invertida. J Oral Maxillofac Surg 2006.

18. Shariffi A, Jones R, Ayoub A, Moos K, Walker F, Khanbay B, e McHugh S. 2008. "Quão preciso é o planeamento de modelos para cirurgia ortognática?" Int J Oral Maxillofac Surg 37(12): 1089.

19. Kok Weng Lye. Efeito da Cirurgia Ortognática no Espaço Posterior das Vias Aéreas (EPA). Anais da Academia de Medicina. agosto de 2008, Vol. 37 No. 8.

20. Ghoreishian M, e Gheisari R. 2009. "O efeito do

movimento multidirecional da maxila na respiração nasal".
J Oral Maxillofac Surg 67(10): 2283.

21. Meade EA, e Inglehart MR. 2010. "A motivação dos jovens pacientes para o tratamento e a satisfação com os resultados da cirurgia ortognática: O papel dos 'eus possíveis'". Am J orthod Dentofacial Orthop 137(1): 26.

22. Pineiro-Aguilar A, Somoza-Martin M, Gandara JM, et al. Perda de sangue em cirurgia ortognática: uma revisão sistemática. J Oral Maxillofac Surg. 2011; 69:885Y892.

23. M.W. Ho, M.A. Boyle, J.C. Cooper, M.D. Dodd, D. Richardson. Complicações cirúrgicas da osteotomia segmentar Le Fort I. Jornal Britânico de Cirurgia Oral e Maxilofacial 49 (2011) 562-566.

24. Cristina Silva Sousa, Ruth Natalia Teresa Turrini. Complicações em cirurgia ortognática: Uma revisão abrangente. Jornal de Cirurgia, Medicina e Patologia Bucomaxilofacial 24 (2012) 67-74

25. Gertjan Mensink, Jop P. Verweij, Michael D. Frank, J. Eelco Bergsm, J.P. Richard van Merkesteyn. Bad split durante a osteotomia sagital bilateral da mandíbula com separadores: um estudo retrospetivo de 427 pacientes. Jornal Britânico de Cirurgia Oral e Maxilofacial 51 (2013) 525-529.

26. Sunah Kang, Sun Young Jang, Areum Lee, Jae Woo Jang. Perda do reflexo lacrimal após cirurgia ortognática maxilar: relato de dois casos. BMC Ophthalmology 2014, 14:37.

27. Hamidreza Eftekharian, Ruhollah Vahedi, Tuba Karagah e Reza Tabrizi. Efeito da irrigação com ácido tranexâmico na perda de sangue perioperatória durante a cirurgia ortognática: Um ensaio clínico controlado, aleatório e em dupla ocultação. J Oral Maxillofac Surg 73:129-133, 2015.

28. Z. Catherine, P. Breton, P. Bouletreau. Reabsorção

condilar após cirurgia ortognática: Uma revisão sistemática. Rev Stomatol Chir Maxillofac Chir Orale 2015 ; xxx: 1-8.

29. Marco Friscia, Carolina Sbordone, Marzia Petrocelli, Luigi Angelo Vaira, Federica Attanasi, Francesco Maria Cassandro, Mariano Paternoster, Giorgio Iaconetta, Luigi Califano. Complicações após cirurgia ortognática: a nossa experiência em 423 casos. Oral Maxillofac Surg.

30. Sergio Olate, Eder Sigua, Luciana Asprino, MaTcio de Moraes. Complicações em Cirurgia Ortognática. The Journal of Craniofacial Surgery "Volume 00, Número 00, Mês 2017.

31. Clayton M. Davis, Curtis E. Gregoire, Thomas W. Steeves, Amanda Demsey. Prevalência de Infecções do Local Cirúrgico após Cirurgia Ortognática: Uma Análise de Coorte Retrospetiva. J Oral Maxillofac Surg 2016.

CLASSIFICAÇÃO

1. Complicações pré-operatórias
   i. Diagnosticar problemas
   ii. Expectativas dos doentes
   iii. Questões médicas
   iv. Problemas nas vias respiratórias
   v. Questões de preparação ortodôntica
   vi. Problemas dentários

2. Complicações intra-operatórias
   i. Hemorragia
   ii. Lesão do nervo
   iii. Separação má
   iv. Comunicação Oro-antral

3. Complicações pós-operatórias
   i. Complicações dentárias
   ii. Complicações da ATM
   iii. Complicações nasais e respiratórias
   iv. Complicações do ouvido e da audição
   v. Complicações oftálmicas e lacrimais
   vi. Alterações no discurso
   vii. Infecções
   viii. Lesões dos tecidos moles
   ix. Complicações ósseas
   x. Complicações vasculares
   xi. Complicações nervosas
   xii. Complicações na fixação e estabilidade
   xiii. Diversos

COMPLICAÇÕES PRÉ - OPERATÓRIAS

1. Diagnosticar problemas

- O diagnóstico preciso da deformidade esquelético-facial é o início da linha do tempo para o paciente cirúrgico ortognático. O diagnóstico ditará quais as osteotomias necessárias para alinhar os componentes do esqueleto facial numa posição funcional, estética e ortognática.

- A análise cefalométrica, os modelos dentários montados em arco facial e/ou modelos gerados por computador, as fotografias e as medições clínicas têm de ser exactos e reprodutíveis. A recolha exacta destes dados é essencial para o resultado do plano cirúrgico.

- Se a posição da cabeça do doente não estiver correcta durante a tomada de registos, se os modelos dentários não estiverem montados com a oclusão correcta ou se a medição facial não estiver correcta, os componentes esqueléticos não serão movidos cirurgicamente para a posição correcta prevista. Estas discrepâncias podem produzir uma oclusão inaceitável, pelo que devem ser envidados todos os esforços para resolver a disparidade entre o planeamento do modelo e o planeamento cirúrgico. [1][2]

- Para garantir que a recolha de dados é consistente, o médico deve estabelecer protocolos para que a informação possa ser utilizada de forma consistente com uma margem de erro

mínima durante a transferência dos dados do doente para o
laboratório e para o computador e, em seguida, para o bloco
operatório.

- A biomodelação estereolitográfica (prototipagem médica
  rápida) permite que a tomografia computorizada
  tridimensional seja utilizada para gerar réplicas plásticas
  sólidas de estruturas anatómicas. [1][3]

- Desde a utilização de talas acrílicas fotopolimerizáveis até
  às talas geradas por biomodelação estereolitográfica feitas a
  partir de tecnologia de tomografia computorizada, a
  precisão da obtenção da oclusão prevista continua a
  melhorar.[1-4]

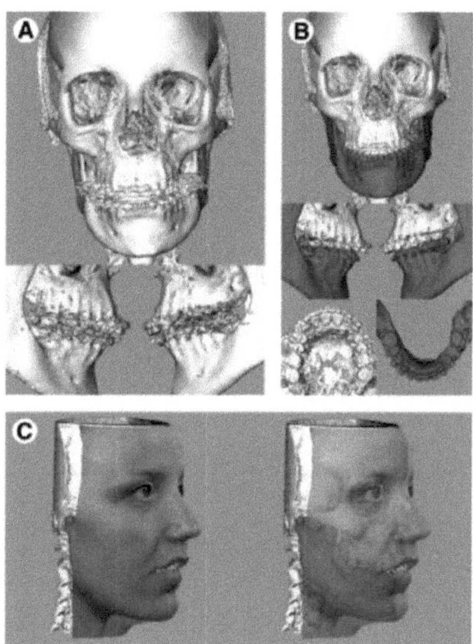

FIGURE 3. 3D hard tissue surface representations of patient A, before and B, after, augmenting skull model with detailed occlusal and intercuspidating data according to "triple" CBCT scan procedure with "triple" voxel-based registration. C, Same patient with detailed soft-tissue texture information determined from arbitrary set of 2-dimensional photographs (Maxilim, version 2.2.2, Medicim NV, Mechelen, Belgium).

Taken from © Swennen, Mollemans, and Schutyser. Three-Dimensional Treatment Planning for Orthognathic Surgery. J Oral Maxillofac Surg 2009

2. Expectativas dos doentes

- Durante as fases iniciais do tratamento, a descoberta da razão

O motivo pelo qual um doente está motivado para procurar tratamento é outro componente fundamental para um resultado bem sucedido.

- Se as expectativas do doente não puderem ser satisfeitas ou se forem irrealistas, então, independentemente do tipo de precisão obtida com o exame ou a cirurgia, o doente não ficará satisfeito. Isto não é apenas uma desilusão para o cirurgião, mas um verdadeiro fracasso para o doente.

- A utilização de questionários pré-operatórios pode elucidar a motivação inicial do doente e a sua compreensão da razão pela qual procura uma consulta cirúrgica. (¹)(5)

QUESTIONNAIRE

Name:
Age:
Sex:
Patient number:
Address:
Treatment particulars:
Pre and post surgical orthodontics:

	Before surgery					After surgery				
1. Chewing	1	2	3	4	5	1	2	3	4	5
2. Biting into foods	1	2	3	4	5	1	2	3	4	5
3. Fitting your back teeth together	1	2	3	4	5	1	2	3	4	5
4. Fitting your front teeth together	1	2	3	4	5	1	2	3	4	5
5. Speech	1	2	3	4	5	1	2	3	4	5
6. Swallowing	1	2	3	4	5	1	2	3	4	5
7. Pain in the teeth	1	2	3	4	5	1	2	3	4	5
8. Pain in the muscles around the mouth	1	2	3	4	5	1	2	3	4	5
9. Popping and clicking of the jaw joint 1	1	2	3	4	5	1	2	3	4	5
10. Pain and soreness in front of ear	1	2	3	4	5	1	2	3	4	5
11. Sinus problems	1	2	3	4	5	1	2	3	4	5
12. Appearance of the teeth	1	2	3	4	5	1	2	3	4	5
13. Facial profile	1	2	3	4	5	1	2	3	4	5
14. General appearance	1	2	3	4	5	1	2	3	4	5
15. General health	1	2	3	4	5	1	2	3	4	5
16. Feeling about self	1	2	3	4	5	1	2	3	4	5
17. Socializing with friends and family	1	2	3	4	5	1	2	3	4	5
18. Performance in school or work	1	2	3	4	5	1	2	3	4	5
19. Being out in public	1	2	3	4	5	1	2	3	4	5
20. Headaches	1	2	3	4	5	1	2	3	4	5
21. Sleeping	1	2	3	4	5	1	2	3	4	5
22. Appetite	1	2	3	4	5	1	2	3	4	5

Scale: 1-very much a problem, 2-somewhat a problem, 3-so-so, 4-relatively easy, 5-very easy

Figure 1: Questionnaire

Taken from © Narayanan V, Guhan S, Sreekumar K, and Ramadorai A. 2008. "Self-assessment of facial form oral function and psychosocial function before and after orthognathic surgery: A retrospective study." Indian J Dent Res 19(1): 12.

- Se as expectativas do doente não forem realistas e não puderem ser satisfeitas, talvez seja melhor adiar o tratamento.

- O tempo despendido a educar o doente e a família até que estes sejam capazes de compreender o que a cirurgia pode realisticamente realizar irá permitir melhores resultados emocionais e físicos.

- O tipo de ferramentas de ensino pode ser personalizado para cada paciente e família. Este é o início do processo de consentimento informado. (1)

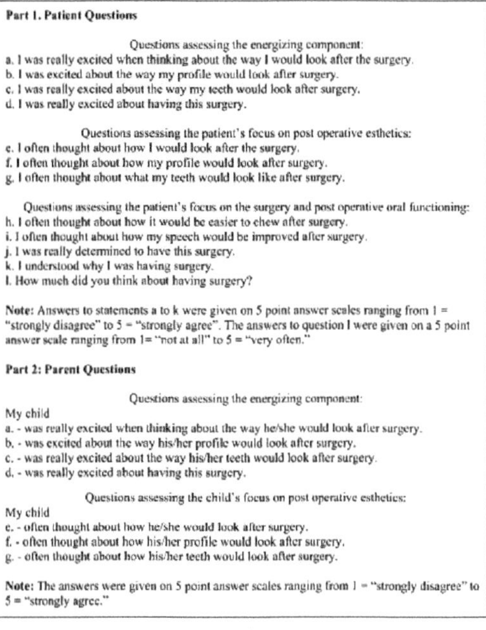

Part 1. Patient Questions

Questions assessing the energizing component:
a. I was really excited when thinking about the way I would look after the surgery.
b. I was excited about the way my profile would look after surgery.
c. I was really excited about the way my teeth would look after surgery.
d. I was really excited about having this surgery.

Questions assessing the patient's focus on post operative esthetics:
e. I often thought about how I would look after the surgery.
f. I often thought about how my profile would look after surgery.
g. I often thought about what my teeth would look like after surgery.

Questions assessing the patient's focus on the surgery and post operative oral functioning:
h. I often thought about how it would be easier to chew after surgery.
i. I often thought about how my speech would be improved after surgery.
j. I was really determined to have this surgery.
k. I understood why I was having surgery.
l. How much did you think about having surgery?

Note: Answers to statements a to k were given on 5 point answer scales ranging from 1 = "strongly disagree" to 5 = "strongly agree". The answers to question l were given on a 5 point answer scale ranging from 1= "not at all" to 5 = "very often."

Part 2: Parent Questions

Questions assessing the energizing component:
My child
a. - was really excited when thinking about the way he/she would look after surgery.
b. - was excited about the way his/her profile would look after surgery.
c. - was really excited about the way his/her teeth would look after surgery.
d. - was really excited about having this surgery.

Questions assessing the child's focus on post operative esthetics:
My child
e. - often thought about how he/she would look after surgery.
f. - often thought about how his/her profile would look after surgery.
g. - often thought about how his/her teeth would look after surgery.

Note: The answers were given on 5 point answer scales ranging from 1 = "strongly disagree" to 5 = "strongly agree."

Fig. Possible-self assessment.

Taken from © Meade EA, and Inglehart MR. 2010. "Young patients' treatment motivation and satisfaction with orthognathic surgery outcomes: The role of 'possible selves.'" Am J orthod Dentofacial Orthop 137(1): 26.

2. Questões médicas

- Problemas médicos que podem estar associados ou criar problemas esqueléticos

As deformidades faciais também podem não ser diagnosticadas, como doenças como adenomas hipofisários; discrasias hemorrágicas; apneia do sono; miotonias; distúrbios da articulação temporomandibular, incluindo tumores; lise condilar idiopática; artrite; e doenças psicológicas. [1]

- A maioria destes problemas não só afecta a anestesia intra-operatória e a gestão médica dos doentes, como também a função a longo prazo e a estabilidade dos resultados. [1]

- A deteção precoce de síndromes que afectam as estruturas craniofaciais e dentárias melhora o aconselhamento de diagnóstico genético e o planeamento do tratamento a longo prazo. No entanto, como o desenvolvimento dentário e o crescimento facial estão atrasados (normalmente só se completam por volta dos 14 e 18 anos de idade, respetivamente), a fenotipagem profunda das síndromes craniofaciais só será possível na idade adulta jovem. Este facto torna as intervenções precoces e as decisões relativas ao tipo e ao momento do tratamento ortodôntico e da cirurgia maxilofacial muitas vezes difíceis e críticas, especialmente em doentes com perturbações no desenvolvimento das estruturas craniofaciais e dentárias. [7]

3. Questões relacionadas com as vias respiratórias

- A avaliação inicial da via aérea do doente ortognático inclui não só a análise dos problemas anatómicos que o doente tem no pré-operatório, mas também a forma como as alterações pós-operatórias no suporte esquelético da via aérea irão afetar a permeabilidade da via aérea. [1]

- A presença de grandes tecidos amigdalianos, desvio do septo nasal, doença crónica dos seios nasais, língua grande ou mesmo doenças pulmonares, como a asma, afectará a via aérea perioperatória do doente e a gestão pós-operatória. Por conseguinte, os doentes que vão ser submetidos a cirurgia ortognática devem ser examinados para detetar sinais de problemas nas vias respiratórias e apneia obstrutiva do sono (AOS). Isto inclui sonolência diurna excessiva, ressonar, aumento do índice de massa corporal (IMC) e condições médicas relacionadas com a AOS. Se estes resultados forem positivos, deve proceder-se a uma investigação mais aprofundada dos distúrbios do sono com estudos adequados, incluindo uma polissonografia (PFG). Se for diagnosticada apneia do sono, o plano de tratamento proposto pode requerer modificações de acordo com o risco de potencial compromisso das vias respiratórias devido à deslocação das bases esqueléticas, podendo ser desenvolvido um plano para melhorar as vias respiratórias. (1)(8)(9)

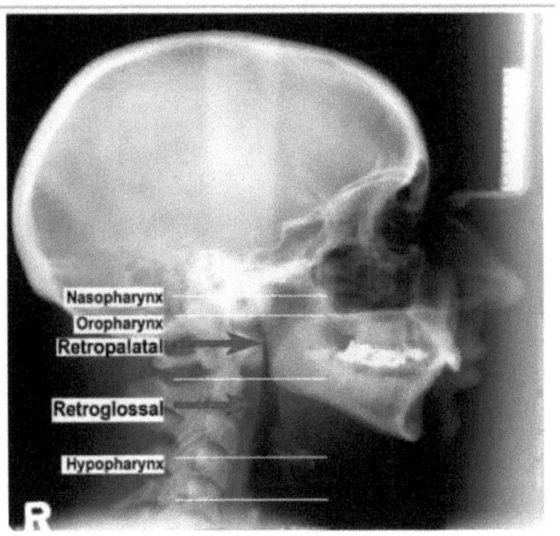

FIGURE 2. Anatomic regions of pharyngeal airway. Upper airway closure in most patients with obstructive sleep apnea occurs in the retropalatal and retroglossal regions. Reprinted, with permission, from Goodday.[4]

Taken from © Goodday R. 2009. "Diagnosis, treatment planning and surgical correction of obstructive sleep apnea." J Oral Maxillofac Surg 67(10): 2183.

- A impactação e o avanço da maxila podem melhorar a função respiratória nasal, mas a impactação e o recuo da maxila reduzem a função respiratória nasal. Por conseguinte, os candidatos a impactação e recuo da maxila devem ser informados sobre a diminuição da função respiratória nasal, especialmente em casos com problemas nasais, como o aumento dos cornetos, o desvio do septo, etc. (8)

- A fala também pode ser afetada pelo movimento dos maxilares. A melhor forma de gerir as alterações da fala é envolver um especialista em terapia da fala desde o início do planeamento do tratamento.

- Alguns pacientes com problemas esqueléticos e oclusais têm dificuldade na produção dos sons da fala. Os doentes que apresentam grandes discrepâncias esqueléticas, especialmente aqueles com apertognatismo, podem ter aprendido a compensar com hábitos labiais e linguais que terão de ser abordados nos períodos pré e pós-operatórios. [1][10][11]

- Ter uma avaliação formal da fala no pré-operatório ajudará a equipa a proporcionar uma boa terapia da fala no período pós-operatório. Outra área em que a avaliação de um patologista da fala será valiosa é a incompetência velofaríngea no pré e pós-operatório. [1][12][13]

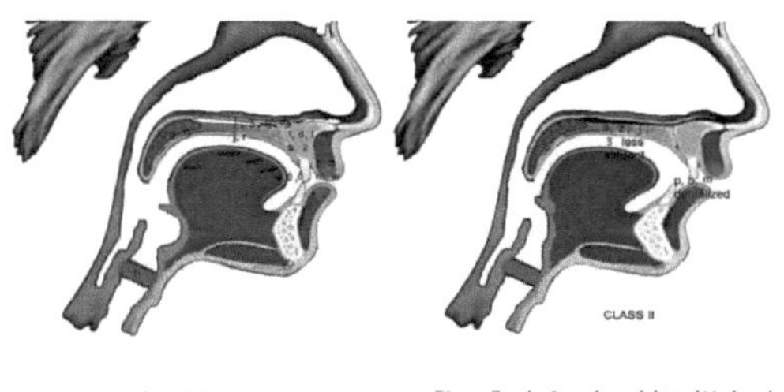

Fig. 1. Lateral midsagittal view showing normal place features with good maxillary/mandibular relationship.

Fig. 2. Lateral midsagittal view showing hard and soft tissue relationship characteristic of Class II, with speech phones added to show change in place features.

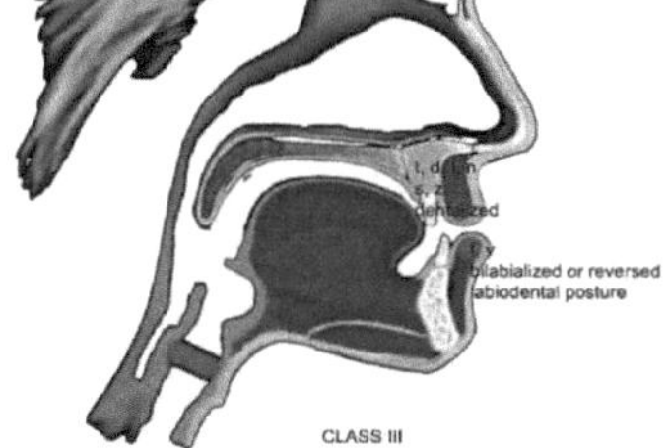

Fig. 3. Lateral midsagittal view showing soft tissue and hard tissue relationship characteristics of Class III, with speech phones added for changed place features.

- Os indivíduos submetidos à cirurgia convencional de avanço maxilar ou distração maxilar devem ser submetidos a uma avaliação perceptiva e instrumental da fala e da função velofaríngea, tanto antes como depois da cirurgia. Deve ser aconselhado que pode haver algum risco de deterioração da função velofaríngea para a fala, particularmente para os indivíduos que têm fenda palatina reparada e que já apresentam características de função velofaríngea limítrofe. [1] [12] [1 3]

- É necessária uma nasofaringoscopia formal para documentar o movimento das paredes posteriores da faringe e do palato mole aquando da avaliação da incompetência velofaríngea. É necessária uma consideração especial e um planeamento cuidadoso durante a intubação para cirurgia ortognática em doentes que tenham corrigido a incompetência velofaríngea com retalhos faríngeos. Poderá ser necessária a libertação do retalho e a reconstrução secundária numa altura posterior, quando a revascularização dos tecidos estiver completa. [12] [1 3]

- A avaliação audiológica deve ser efectuada antes e depois da cirurgia. As avaliações timpanométricas são valiosas quando a maxila está a ser reposicionada. Quando a pressão negativa no ouvido médio persiste após a cirurgia, deve ser considerada a realização de testes de função da trompa de Eustáquio. [13]

5. Questões de preparação ortodôntica

- As falhas de comunicação com o ortodontista são também uma área onde podem ocorrer complicações no pré-operatório.
- Uma vez estabelecido o diagnóstico inicial e o plano de tratamento, é importante que o cirurgião acompanhe a evolução da preparação ortodôntica destes pacientes.
- A obtenção de modelos de estudo periódicos permitirá à equipa de tratamento discutir a progressão e identificar potenciais problemas que possam ter impacto na capacidade de executar os movimentos cirúrgicos planeados e alcançar os resultados desejados.
- O diagnóstico preciso da discrepância esquelética a ser corrigida é fundamental para uma preparação ortodôntica adequada e para evitar complicações perioperatórias e recidivas futuras. É o caso das deficiências transversais, que levarão a recidivas se não forem reconhecidas e tratadas adequadamente no início do tratamento.
- Quando são necessárias osteotomias segmentares, a sua posição deve ser claramente comunicada, para que possam ser criados espaços adequados entre as raízes, em termos ortodônticos, e para que os cortes ósseos possam ser efectuados com segurança.
- Além disso, o nivelamento e alinhamento adequados da

dentição permitirão a criação de espaços que acomodem tanto os movimentos cirúrgicos como as manipulações ortodônticas finais pós-operatórias para a conclusão do caso.

* Por fim, pormenores como a posição dos aparelhos ortodônticos, a utilização do fio de arco adequado e a não manipulação de qualquer tipo uma vez obtidas as impressões para o planeamento cirúrgico requerem uma compreensão clara. [14-17]

6. Questões dentárias

* Para muitos problemas dentários, como a extração de terços impactados, a preparação do espaço para dentes congenitamente ausentes deve ser abordada no período pré-operatório.

* A presença de terceiros molares inferiores impactados, por exemplo, aumenta o risco de uma osteotomia desfavorável (bad split). Parece que isso pode ser um evento dependente da idade. Quanto mais jovem for o paciente, mais provável é que a divisão seja "má" se o dente for retirado no momento da divisão. Tem sido recomendado que se os dentes forem removidos antes da cirurgia, as extracções devem ser realizadas entre 6 e 9 meses antes da osteotomia.

Isto pode diminuir o risco de uma "má divisão" devido a um dente impactado no local da osteotomia. [18,20]

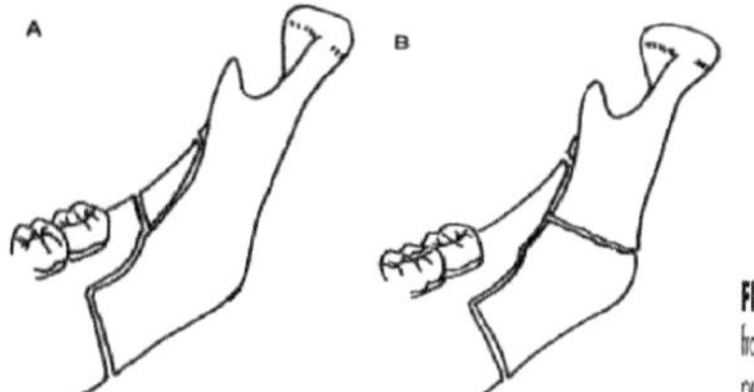

Taken from © Mehra P, Castro V, Freitas RZ, and Wolford LM. 2001. "Complications of the mandibular sagittal split ramus osteotomy associated with the presence or absence of third molars." J Oral Maxillof Surg 59(8): 854.

- Se o doente tiver dentes em falta que vão ser substituídos por implantes dentários, o momento em que os implantes e o enxerto ósseo para preparar os locais dos implantes são importantes.

- O enxerto de tecidos moles e o enxerto ósseo requerem desenhos de retalhos que podem comprometer o fornecimento de sangue ao alvéolo do maxilar, se estiver prevista uma osteotomia Le Fort I. Deve ser dado um tempo adequado para a revascularização destes tecidos. Normalmente, deve aguardar pelo menos 6 meses antes da cirurgia Le Fort I para garantir uma revascularização adequada.

- A falta de dentes congénitos coloca um problema relacionado com o comprimento da arcada e também com a reabilitação protética destes casos. Se o dente em falta congénita for substituído por um implante dentário, devem ser abordadas

41

duas questões. Primeiro, como é que vai conseguir espaço suficiente em três dimensões para colocar o acessório? Será necessário expandir a arcada cirurgicamente para ganhar comprimento? Ou poderá o simples movimento ortodôntico criar espaço suficiente? Em segundo lugar, uma vez conseguido o espaçamento, existe osso suficiente para suportar um implante? Se não, então quando é que deve ser feito o enxerto ósseo? Por exemplo, as incisões que são criadas para aceder às osteotomias podem ter impacto na cicatrização local dos tecidos moles quando se colocam enxertos onlay no alvéolo e podem levar a problemas de vascularização e de cicatrização de feridas.

- Também é possível realizar o enxerto no momento do posicionamento cirúrgico ortognático. No entanto, os cuidados nesses locais alveolares relacionados à capacidade de manter a vascularização dos tecidos moles sobre esses enxertos são importantes. Modificar as incisões para proporcionar a máxima cobertura desses enxertos e, portanto, a vascularização é essencial para a sobrevivência desses enxertos. [21][22]

Referências

1. Gestão de Complicações em Cirurgia Oral e Maxilofacial, Primeira Edição. Editado por Michael Miloro, Antonia Kolokythas. © 2012 John Wiley & Sons, Inc. Publicado em 2012 por John Wiley & Sons, Inc.
2. Shariffi A, Jones R, Ayoub A, Moos K, Walker F,

Khanbay B, e McHugh S. 2008. "Quão preciso é o planeamento de modelos para cirurgia ortognática?" Int J Oral Maxillofac Surg 37(12): 1089.

3. Mavili ME, Canter HI, Saglam-Aydinatay B, Kiamaci S, e Kocadereli I. 2007. "Utilização de métodos de modelação médica tridimensional para o planeamento preciso da cirurgia ortognática." J Craniofac Surg 18(4): 740.

4. Swennen GR, Mollemans W, e Schutyser F. 2009. "Planeamento do tratamento tridimensional da cirurgia ortognática na era da imagem virtual." J Oral Maxillofac Surg 67(10): 2080.

5. Meade EA, e Inglehart MR. 2010. "A motivação dos jovens pacientes para o tratamento e a satisfação com os resultados da cirurgia ortognática: O papel dos 'eus possíveis'". Am J orthod Dentofacial Orthop 137(1): 26.

6. Narayanan V, Guhan S, Sreekumar K, e Ramadorai A. 2008. "Autoavaliação da forma facial, função oral e função psicossocial antes e depois da cirurgia ortognática: Um estudo retrospetivo". Indian J Dent Res 19(1): 12.

7. Bartzela TN, Carels C e Maltha JC (2017) Atualização de 13 síndromes que afectam as estruturas craniofaciais e dentárias. Front. Physiol. 8:1038.

8. Ghoreishian M, e Gheisari R. 2009. "O efeito do movimento multidirecional da maxila na respiração nasal". J Oral Maxillofac Surg 67(10): 2283.

9. Goodday R. 2009. "Diagnóstico, planeamento do tratamento e correção cirúrgica da apneia obstrutiva do sono." J Oral Maxillofac Surg 67(10): 2183.

10. Ruscello DM, Tekieli ME, Jakomis T, Cook L, e Van Sickles JE. 1986. "Os efeitos da cirurgia ortognática na produção da fala". Am J Orthod 89(3): 237.

11. Jorge TM, Brasolottoa G, Goncales ES, Filho HN, Berretin L, e Felix G. 2009. "Influência da cirurgia ortognática na frequência fundamental da voz". J Craniofacial Surg 20(1): 161.

12. O'Gara M, e Wilson K. 2007. "Os efeitos da cirurgia maxilofacial na fala e na função velofaríngea". Clin Plast Surg 34(3): 395.

13. Vallino LD. 1990. "Fala, função velofaríngea e audição antes e depois da cirurgia ortognática". J Oral Maxillofac Surg 48(12): 1274

14. Sarver DM, e Sample LB. 1999. "Como evitar fracassos cirúrgicos". Semin Orthod 5(4): 257.

15. Sabri R. 2006. "Objectivos ortodônticos na cirurgia ortognática: State of the art today". World J Orthod 7(2): 177.

16. Ueki K, Marukawa K, Shimada M, Alam S, Nakagawa K, e Yamamoto E. 2006. "A prevenção da perda óssea periodontal no local da osteotomia após osteoeomia segmentar anterior e dento-óssea." J Oral Maxillofac Surg 64(10): 1526.

17. Burford D, e Noar JH. 2003. "As causas, o diagnóstico e o tratamento da mordida aberta anterior". Dent Update 30: 235

18. Precious DS, Lung KE, Pynn BR, e Goodday RH. 1998. "Presença de dentes impactados como um fator determinante de divisões desfavoráveis em 1256 osteotomias de divisão sagital." Oral Surg Oral Med Oral Path Oral Radiol Endod 85(4): 362.

19. Mehra P, Castro V, Freitas RZ, e Wolford LM. 2001. "Complicações da osteoeomia sagital do ramo dividido da mandíbula associadas à presença ou ausência de terceiros molares". J Oral Maxillof Surg 59(8): 854.

20. Reyneke JP, Tsakiris P, e Becker P. 2002. "A idade como um fator na taxa de complicações após a remoção

de terceiros molares não irrompidos/impactados no momento da osteotomia sagital dividida mandibular." J Oral Masillofac Surg 60(6): 654.

21. Worsaae N, Jensen BN, Holm B, e Holsko J. 2007. "Tratamento da hipodontia-oligodontia severa - Um conceito interdisciplinar". Int J Oral Maxillofac Surg 36(6): 473

22. Kim Y, Park JU, e Kook YA. 2009. "Perda óssea alveolar em torno de incisivos em pacientes cirúrgicos de Classe III esquelética". Angle Orthod 79(4): 676

COMPLICAÇÕES INTRA-OPERATÓRIAS

1. Hemorragia

- A hemorragia intra-operatória pode resultar da dissecção, retração ou separação dos tecidos com a rutura da veia alveolar inferior, retromandibular ou maxilar; da artéria facial, mandibular ou maxilar; ou do plexo venoso pterigoide. [3][4]

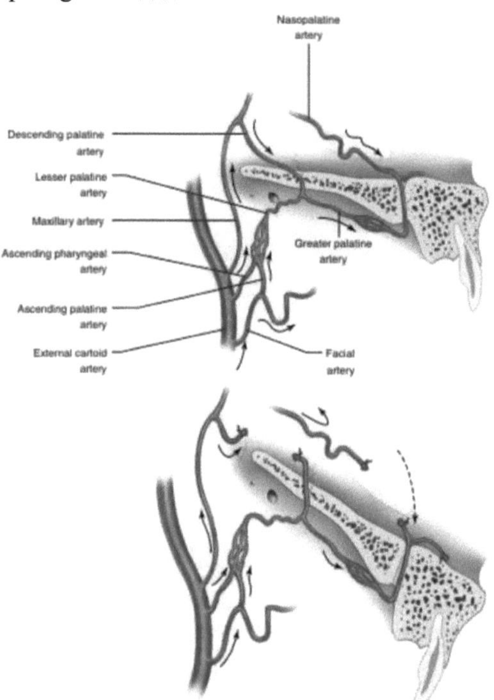

Taken from - © Patel, P. K. (2014). Maxillary Osteotomies. Ferraro's Fundamentals of Maxillofacial Surgery, 393–417

- Uma hemorragia intra-operatória grave pode dever-se a

uma rutura mecânica dos vasos sanguíneos ou a um problema de hemostase devido a uma função plaquetária inadequada ou a uma coagulopatia. Uma exsudação generalizada durante toda a operação é sugestiva de problemas com a função plaquetária, especialmente se o paciente tiver ingerido aspirina recentemente. (1)

- A hemorragia após osteotomias Le Fort I assume principalmente a forma de epistaxis, que pode ser de natureza anterior e/ou posterior. [1]

- Estudos descreveram 341 ml de perda sanguínea com a osteotomia bilateral do ramo sagital e 697 ml de perda sanguínea com LeFort I, sendo que 11,9% dos doentes necessitaram de transfusões sanguíneas. (^{3})(5)

- A perda sanguínea durante a cirurgia ortognática pode ser considerável. O volume médio de sangramento intraoperatório foi de 436,11ml. A razão para a grande perda sanguínea é a extensa vascularização da região maxilofacial e a dificuldade de acesso para cauterização ou ligadura dos vasos envolvidos. Essa hemorragia é causada pelos grandes vasos palatinos (artéria esfenopalatina e artéria palatina descendente), pelo plexo pterigóideo e pela artéria maxilar interna e seus ramos colaterais para o maxilar superior nas osteotomias Le Fort I. (^{7})(^{9}

- A artéria maxilar e seus ramos são os mais vulneráveis a lesões durante a disjunção pterigomaxilar ou fratura da maxila para baixo, especificamente a artéria palatina descendente. Também pode ser danificada se a maxila for avançada num grau significativo, intrudida posteriormente ou retrudida. [7][9]

- No caso da mandíbula, a hemorragia ocorre a partir das artérias alveolares e da artéria facial ou de ramos destas. No caso concreto da osteotomia sagital bilateral, a hemorragia resulta da laceração da artéria maxilar. [7][9]

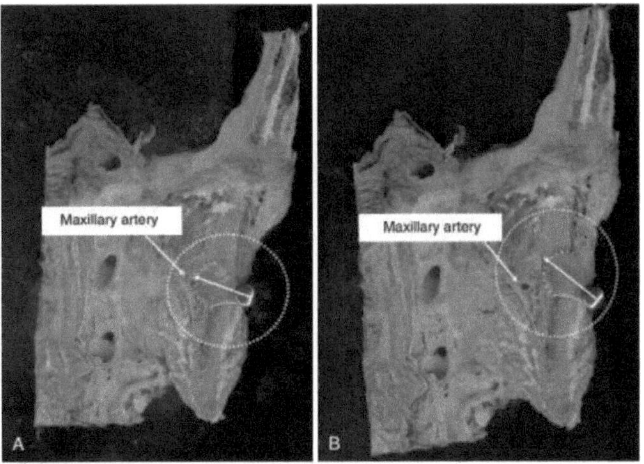

• **Figure 5-25** Important anatomic location of the maxillary artery in association with penetrating direction and depth of a round oscillating saw blade along transoral vertical ramus osteotomy (TOVRO). High risk of injury to the maxillary artery in perpendicular direction of the saw blade **(A)** and safe modification of its direction **(B)**.

Taken from - © Raymond J.Fonseca. Oral and Maxillofacial Surgery – volume II – Orthognathic surgery

- A formação de hematoma tem sido geralmente descrita como um problema menor. No entanto, sua gravidade pode aumentar quando o hematoma é formado no assoalho da boca e obstrui a via aérea ou quando o hematoma ocorre dentro da cavidade orbital e comprime estruturas nervosas e o globo ocular. Os hematomas foram encontrados no assoalho da boca (0,58%), na bochecha (0,27%), na região submandibular (0,18%), na região submentoniana (0,18%) e no canal gengival (0,09%).[6]

- A hemorragia intra-operatória pode ser intensa, com volumes por vezes superiores a 1200 ml. [3]

- Nos casos em que se suspeitava de lesão da artéria alveolar inferior, da artéria maxilar interna ou da artéria facial, a perda de sangue variou de 1500 a 3000 ml. [7][8]

Table 2
Common sources of bleeding during osteotomies

Maxilla	Mandible
Arterial	
Descending palatine	Masseteric
Internal Maxillary	Facial
Sphenopalatine	Inferior alveolar
Internal carotid	Medial pterygoid
Venous	
Pterygoid plexus	Facial vein
	Inferior alveolar
	Retromandibular

Prevenção

1. Os doentes devem ser aconselhados, no pré-operatório, a não tomar aspirina, medicamentos para a constipação que contenham aspirina, etc., nas 2 semanas anteriores à operação

2. Os doentes devem ser alertados para a possibilidade de hemorragia pós-operatória antes da alta hospitalar

3. Aqueles que foram colocados em fixação maxilomandibular devem ser ensinados a usar cortadores de fio. A libertação rápida da fixação maxilomandibular permite a desobstrução de coágulos intra-orais, nasais e faríngeos, o que pode ser essencial para manter uma via aérea desobstruída e evitar a aspiração.

4. Os doentes devem ser aconselhados a evitar actividades físicas pesadas, quer através do trabalho ou do exercício, durante o primeiro mês de pós-operatório.

5. Os doentes devem também evitar aumentar a sua tensão arterial através de uma manobra de Valsalva, tal como fazer esforço ao defecar. (1)

6. A irrigação com uma solução tópica de ácido tranexâmico a 1% pode ser considerada como um método alternativo ou suplementar para reduzir a perda de sangue intra-operatória em doentes para os quais se prevê uma perda de sangue

substancial. ()[10]

7. A administração intravenosa pré-operatória de ácido tranexâmico (20mg/kg) reduz a quantidade de perda de sangue durante a osteotomia bimaxilar. [11]

Tratamento

1. A hemorragia venosa intra-operatória pode geralmente ser gerida por tamponamento de pressão,

2. A hemorragia arterial pode normalmente ser controlada através da clampagem do vaso e da utilização de eletrocoagulação ou hemoclips.

3. As hemorragias menores em procedimentos de divisão sagital podem normalmente ser facilmente controladas utilizando anestésicos locais contendo adrenalina 1:100.000 injectada antes da operação, electrocauterização ou compressão.

4. Por vezes, o vaso hemorrágico não pode ser identificado e clampado devido ao grande volume de sangue, ou porque o vaso se retrai para um local inacessível. Esta hemorragia pode ser controlada com compressas de pressão e agentes hemostáticos tópicos.

5. Para a epistaxe - pode ser necessário o tamponamento nasal anterior e posterior, o tamponamento do seio maxilar ou a ligadura da artéria carótida externa.

6. Os amaciadores de fezes devem ser utilizados em doentes submetidos a cirurgia ortognática que estejam obstipados, quer

devido à dieta pobre em fibras, quer devido aos narcóticos prescritos para analgesia pós-operatória.

7. Se estiver a ocorrer uma hemorragia ativa rápida quando o doente é observado pela primeira vez, devem ser colocados cateteres Foley grandes bilateralmente para servirem de tampões nasais posteriores temporários. Também estão disponíveis cateteres comerciais com balões que podem ser insuflados para fornecer tampões nasais anteriores e posteriores

8. Uma hemorragia mais intensa requer pelo menos um tamponamento nasal anterior e geralmente também posterior durante 3 a 5 dias.

9. Se a hemorragia não responder ao tamponamento nasal anterior e posterior, deve ser considerada a reexploração do local da operação ou a angiografia e subsequente embolização.

10) Se não for possível isolar e pinçar a fonte específica de hemorragia, especialmente se for da região pterigomaxilar, então esta área pode ser preenchida com um agente hemostático reabsorvível tópico, como Surgicel ou uma esponja de colagénio.

11. O tamponamento do antro maxilar também pode ser utilizado para controlar hemorragias extensas e persistentes das paredes antrais posteriores após osteotomias maxilares. Um pacote de gaze com fita impregnada com verniz de Whitehead ou iodofórmio a 5% em vaselina pode ser deixado no local durante 7 a 10 dias e depois removido. [1]

Note:

1. A angiografia é útil para localizar o local da hemorragia apenas quando o paciente está sangrando ativamente, mas a embolização pode ser realizada mesmo quando não está ocorrendo hemorragia. Se o ponto de hemorragia for visualizado angiograficamente, a oclusão selectiva do vaso fornecedor pode ser tudo o que é necessário, mas quando o local real da hemorragia não é visível, é necessária uma embolização mais extensa.

2. A incapacidade de localizar pontos de hemorragia também ocorre sempre que a opacificação não excede os limites inferiores de resolução de contraste do sistema de imagem aplicado. Schilstra e Marsman sugerem que a angiografia de subtração digital pode ser capaz de detetar hemorragias mais pequenas porque supera as técnicas de filme convencionais para objectos de baixo contraste, permitindo assim a deteção de quantidades menores de meio de contraste extravasado. A eficiência da imagem da angiografia de subtração digital em comparação com a angiografia convencional também resulta num tempo de exame mais curto e numa avaliação mais rápida de anatomoses, refluxo e do efeito de êmbolos injectados.

3. A embolização é efectuada com pequenos pedaços de Gelfoam que são suavemente introduzidos através do cateter na artéria maxilar e nos seus ramos terminais. Se estiver a ocorrer uma hemorragia ativa durante a embolização, haverá um fluxo

preferencial dos êmbolos de Gelfoam para a área traumatizada devido à diminuição mais rápida da pressão sanguínea no local da hemorragia. São utilizadas partículas de tamanho pequeno para permitir que exerçam o seu efeito o mais distalmente possível, de modo a que seja menos provável a ocorrência de hemorragia persistente a partir de canais colaterais que se abrem após a embolização. O procedimento é considerado completo quando o bloqueio do fluxo para os ramos distais da artéria maxilar é observado no exame fluoroscópico.

4. Se a hemorragia continuar depois de todos os ramos da artéria maxilar terem sido ocluídos por embolização, deve suspeitar-se da perpetuação da hemorragia a partir de potenciais vias colaterais das artérias facial e etmoidal, ou de anastomoses de ramos da artéria maxilar do outro lado.

5. O principal cuidado com esta técnica é evitar o refluxo de êmbolos pela artéria carótida externa, uma vez que a entrada de êmbolos no sistema da artéria carótida interna pode levar a embolização cerebral e acidente vascular cerebral. Outros efeitos secundários dos procedimentos de embolização na região facial são dormência local transitória, dor facial, febre e edema.

6. A ligadura da artéria carótida externa também pode ser utilizada com sucesso para controlar a hemorragia pós-operatória após osteotomias Le Fort I. Se a ligadura unilateral não for bem sucedida na contenção da hemorragia, o

procedimento pode ser efectuado bilateralmente. A utilização deste procedimento para o controlo da epistaxe tem sido criticada porque a ligadura da artéria maxilar está mais de acordo com o princípio cirúrgico de "controlar a fonte de hemorragia o mais próximo possível do ponto de hemorragia".

7. O suprimento arterial colateral para a artéria maxilar distal ao ponto de ligadura da artéria carótida externa, ou através da linha média, pode permitir que o sangramento continue mesmo após o procedimento de ligadura. Se a ligadura da artéria carótida externa não conseguir controlar a hemorragia, será provavelmente impossível realizar a angiografia e a embolização subsequentes, a menos que a artéria carótida externa possa ser diretamente puncionada para introduzir um cateter distal ao ponto de ligadura. (1)

8. Rosenberg et al investigaram o efeito da ligadura da artéria carótida externa e dos seus ramos principais no fluxo sanguíneo da artéria maxilar em babuínos. Verificaram que a ligadura da artéria carótida externa perto da bifurcação carotídea, tanto abaixo como acima da origem das artérias lingual e facial, reduziu o fluxo sanguíneo da artéria maxilar em apenas 40% e 73%, respetivamente. O suprimento sanguíneo colateral ainda tinha o potencial de manter uma taxa de fluxo sanguíneo na artéria maxilar grande o suficiente para perpetuar a hemorragia pós-operatória. A ligadura da artéria carótida externa acima da origem das artérias lingual e facial, associada à ligadura do

tronco arterial auricular-occipital posterior, reduziu o fluxo sanguíneo da artéria maxilar em 99,2%. Assim, consideraram que a hemorragia da artéria maxilar em humanos poderia ser mais eficazmente controlada pela ligadura da artéria carótida externa na fossa retromandibular distal à origem da artéria auricular posterior, em conjunto com a ligadura da artéria temporal superficial na raiz do zigoma proximal à origem da artéria facial transversa. [2]

9. O fluxo sanguíneo retrógrado do segmento distal seccionado é aproximadamente 25% do fluxo sanguíneo do segmento proximal, pelo que a perda de sangue da porção distal seccionada da artéria maxilar pode ainda constituir um problema clínico significativo. Este problema pode ser resolvido com o tamponamento por pressão. [2]

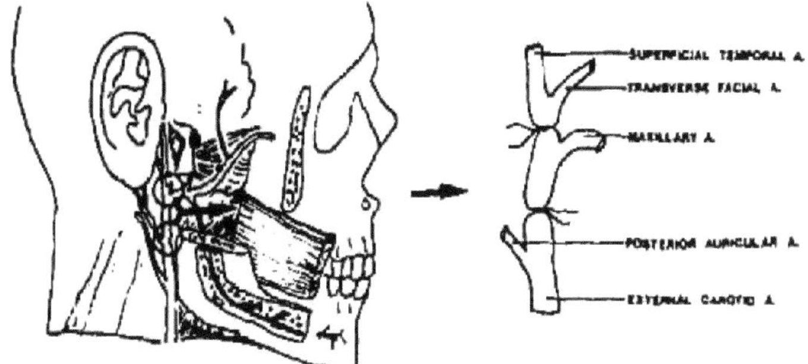

Fig. 4. Diagrammatic representation of the ligation procedure proposed for controlling maxillary artery haemorrhage in man, based on the results of the baboon study.

Taken from - © Rosenberg I, Austin J, Wright P, et al: The effect of experimentalligation of the external carotid artery and its major branches on hemorrhage from the maxillary artery. Int J Oral Surg 11:251, 1982.

9. Recomenda-se a utilização de anestesia geral hipotensiva, posição elevada da cabeça e vasoconstritores para evitar hemorragias. Para o procedimento de LeFort I, a manutenção da artéria palatina em ângulo descendente é necessária para a perfusão sanguínea adequada da maxila, pois esta artéria é a origem de grande parte do sangramento pós-operatório. (3)

Referências

1 Lanigan DT, Hey JH, West RA. Principais complicações vasculares da cirurgia ortognática: Hemorragia associada a osteotomias Lefort I. J Oral Maxillofac Surg 1990; 48:561.

2 Rosenberg I, Austin J, Wright P, et al: O efeito da ligadura experimental da artéria carótida externa e dos seus ramos principais na hemorragia da artéria maxilar.

Int J Oral Surg 11:251, 1982.

3 Cristina Silva Sousa, Ruth Natalia Teresa Turrini. Complicações em cirurgia ortognática: Uma revisão abrangente. Jornal de Cirurgia, Medicina e Patologia Bucomaxilofacial 24 (2012) 67-74

4 Teltzrow T, Kramer F-J, Schulze A, Baethge C, Brachvogel P. Complicações perioperatórias após osteotomia sagital dividida da mandíbula. J Craniomaxillofac Surg 2005; 33(5):307-13.

5 Panula K, Finne K, Oikarinen K. Incidência de complicações e problemas relacionados com a cirurgia ortognática: uma revisão de 655 pacientes. J Oral Maxillofac Surg 2001; 59(10):1128-36.

6 Acebal-Bianco F, Vuylsteke PL, Mommaerts MY, De Clercq CA. Complicações perioperatórias em cirurgia ortopédica facial correctiva: um estudo retrospetivo de 5 anos. J Oral Maxillofac Surg 2000; 58(7):754-60.

7 Shachika Khanna, Alexander B. Dagum. Uma revisão crítica da literatura e uma abordagem baseada em evidências para hemorragia com risco de vida em cirurgia maxilofacial. Anais de Cirurgia Plástica Volume 69, Número 4, outubro de 2012.

8 Lanigan DT, Hey J, West RA. Hemorragia após osteotomias mandibulares: relato de 21 casos. J Oral Maxillofac Surg. 1991; 49:713Y724.

9 Pineiro-Aguilar A, Somoza-Martin M, Gandara JM, et al. Perda de sangue em cirurgia ortognática: uma revisão sistemática. J Oral Maxillofac Surg. 2011; 69:885Y892.

10 Hamidreza Eftekharian, Ruhollah Vahedi, Tuba Karagah e Reza Tabrizi. Efeito da irrigação com ácido tranexâmico na perda de sangue perioperatória durante a cirurgia ortognática: Um ensaio clínico controlado,

aleatório e em dupla ocultação. J Oral Maxillofac Surg 73:129-133, 2015.

11 Abbas Karimi, Sussan Soltani Mohammadi, Mahboobeh Hasheminasab. Eficácia do ácido tranexâmico na perda de sangue durante a osteotomia bimaxilar: Um ensaio clínico duplo-cego randomizado. Saudi Journal of Anaesthesia Vol. 6, Issue 1, janeiro-março de 2012.

12 Megan T. Robl, Brian B. Farrell, Myron R. Tucker. Complicações na cirurgia ortognática Um relatório de 1000 casos. Oral Maxillofacial Surg Clin N Am 26 (2014) 599609.

2. Lesão do nervo

* Um certo grau de perturbação neurosensorial é uma sequela inerente a qualquer procedimento ortognático. [1]

* Vários nervos estão em risco, incluindo os nervos infraorbitário, lingual e facial, além dos nervos da fissura orbitária superior, como os nervos cranianos III, IV e VI. O nervo mais frequentemente lesado durante esse tipo de cirurgia é o nervo alveolar inferior (NIA), com alteração da sensibilidade do lábio inferior. [3]

* O primeiro grau de lesão é denominado neuropraxia, enquanto o segundo grau de lesão é denominado axonotmese. Nestes tipos de lesões, a regeneração completa-se geralmente com um bom prognóstico, dependendo do local e da extensão da lesão. O terceiro grau de lesão é classificado como neurotmese. Neste tipo de lesão, os danos nas estruturas nervosas podem ser irreversíveis. As rupturas parciais ou totais das áreas perineurais podem resultar em lesões nervosas de quarto e quinto grau. Com este tipo de lesão, o prognóstico de recuperação é mau sem exploração cirúrgica e reparação microcirúrgica dos nervos. [2]

* Os factores que influenciam as lesões nervosas e as perturbações neurosensoriais incluem

    1. Idade do doente

    2. Natureza da lesão do nervo

    3. Variação da técnica cirúrgica

4. Variações anatómicas na posição do nervo

5. Experiência do cirurgião

6. Cirurgia concomitante (genioplastia)

7. Tempo de seguimento

8. Métodos utilizados para a avaliação (subjectivos ou objectivos) [1]

[2]

- Dependendo destes factores, existem 4 resultados básicos em termos de recuperação neurosensorial:

    1. O paciente pode ter um retorno completo da sensibilidade

    2. Regresso incompleto do ponto de vista clínico, mas o doente não tem consciência do défice sensorial

    3. Retorno incompleto e o doente tem consciência do défice, mas este não está associado a problemas

    4. O doente tem consciência do défice e sente-se incomodado com a perda de sensibilidade. [1]

- A lesão do nervo facial pode resultar da anatomia maxilomandibular e da técnica cirúrgica utilizada. A paralisia do nervo facial tem sido descrita em relação à cirurgia de recuo mandibular pelo método clássico de Obwegeser, e em casos de avanço operados com a modificação lingual de Dal Pont. [3] Geralmente, a neuropraxia é devida à distração do nervo durante a dissecção lateral do ramo ascendente da mandíbula e do osso, podendo ocorrer laceração durante a separação devido ao movimento dos fragmentos ósseos proximais e distais ou devido à compressão durante a estabilização dos fragmentos. [2]

- Podem ocorrer lesões do nervo infraorbitário em doentes submetidos a osteotomia de Lefort 1. Isto pode ter resultado da separação incorrecta dos tecidos moles, levando ao encurtamento da fáscia neurovascular ou à suspensão do bordo esquelético infraorbitário. [2]

- Durante a cirurgia mandibular, a lesão do nervo alveolar inferior ocorre mais frequentemente devido à sua posição anatómica. Existe o risco de seccionar este nervo por tração durante a osteotomia, a divisão do ramo ou a fixação óssea. [2]

- Durante a cirurgia mandibular, o nervo lingual também corre o risco de ser lesado. A lesão do nervo lingual ocorre mais comumente nos casos em que a dissecção dos tecidos moles linguais não é realizada subperiostealmente, quando a pinça de fixação óssea de Dingman (Leibinger, Tuttlingen, Alemanha) não é utilizada adequadamente, e durante a realização de roscas e parafusos. [3] Muitas vezes, esse déficit é transitório, porém, é mais problemático para os pacientes do que a parestesia labial/canina. A literatura relata estudos sobre o défice do nervo lingual. [1]

- Nas fracturas subcondilianas ocultas de alto nível, a lesão do nervo pode ocorrer através da aplicação de tração no tronco principal do nervo e da tração no nervo causada pela colocação de um saco de pressão na área retromolar. Outras causas possíveis incluem trauma direto por colocação de retractor, isquemia do nervo por vasoespasmo simpático reflexo, fratura e deslocamento posterior do processo estiloide, e compressão por edema pós-operatório. (4)

- A síndrome de Frey pode ocorrer após a osteotomia Le Fort I. Postulou-se que tal se devia a uma regeneração aberrante das fibras secretomotoras do nervo auriculotemporal que entram no nervo vestibular longo em resultado de um traumatismo cirúrgico direto no primeiro.

- Foi relatada hipoestesia bilateral no dermátomo do nervo milo-hióideo após genioplastia. Isto pode dever-se ao trauma direto das serras de osso. A sensação normal retorna geralmente dentro de 6 meses. (4)

- A paralisia dos nervos cranianos X, XI e XII pode ocorrer em pacientes que também tiveram uma hemorragia intra-operatória com risco de vida. Pode ser causada pela fratura da maxila para baixo ou pela inserção de sacos de pressão para controlar a hemorragia. [4]

Prevenção

- O planeamento cirúrgico virtual e a tomografia computorizada permitem a identificação anatómica e a localização precisas do nervo alveolar inferior. Isto permite ao cirurgião entrar na sala de operações sabendo a que distância o nervo alveolar inferior se encontra do bordo inferior da mandíbula, para além da sua posição bucal/lingual. Conhecer a relação espacial exacta com os bordos anatómicos da mandíbula é uma informação inestimável ao efetuar o corte da osteotomia vertical. [1]

- A proteção do nervo alveolar inferior durante a cirurgia é uma prioridade. Se o nervo permanecer inicialmente no segmento proximal, exigindo manipulação e reposicionamento significativos, as hipóteses de perturbação neurosensorial aumentam duas vezes. Deve-se proporcionar uma retração suave para acesso e visualização para minimizar a lesão por estiramento do nervo. [1]

- Aquando da fixação da mandíbula, é importante eliminar qualquer compressão do nervo que possa resultar de elevações ósseas no interior da osteotomia ou da compressão devida às técnicas de fixação. [1]

- Recomenda-se que o doente seja avisado de possíveis alterações neurosensoriais nas consultas pré-operatórias, reduzindo assim a sua ansiedade pós-operatória, e informado de possíveis traumatismos. [2]

Tratamento

- A gestão da lesão do nervo durante a cirurgia pode contribuir significativamente para a recuperação do doente. Se for observada uma transecção, é efectuada uma reaproximação sem tensão. Deve ter o cuidado de libertar os segmentos proximais e distais do nervo para permitir uma anastomose passiva. Pode então colocar suturas epineurais. Geralmente, uma sutura de nylon não reabsorvível de monofilamento 7-0 ou 8-0 pode ser usada de forma simples e interrompida. [1]

Note:

- As alterações neurosensoriais normalmente são percebidas imediatamente no pós-operatório. Podem ser resultado de tração do nervo infraorbitário e trauma direto nos nervos alveolares superiores anterior, medial e posterior, bem como no nervo nasopalatino e no nervo palatino descendente. [2]
- Newhouse et al. relataram um acidente vascular cerebral num paciente que foi submetido a uma osteotomia Le Fort I. Ocorreu uma hemorragia intra-operatória significativa quando o maxilar separado foi manipulado para baixo. No entanto, no dia seguinte, durante a transferência de helicóptero para outra unidade para a realização de uma angiografia, o tubo nasotraqueal desconectou-se, provocando cianose e dificuldade respiratória. Nessa altura, verificou-se que o doente apresentava uma hemiparésia esquerda. A angiografia mostrou uma fístula arteriovenosa traumática entre a artéria carótida interna e a veia jugular interna do lado direito. O doente foi posteriormente submetido a exploração desta área e obliteração do forame jugular direito com um enxerto muscular. Relata-se que o paciente manteve uma hemiparesia esquerda densa com alguma melhora e também apresentou paralisia do nervo craniano X e do nervo craniano XII. Foi sugerido que, com a disjunção pterigomaxilar, o complexo pterigoide direito também se desprendeu, forçando um pedaço de osso pontiagudo posteriormente, lacerando assim os vasos e causando a lesão vascular. Outro caso de hemiparesia do lado esquerdo foi relatado por Brady et al.

após osteotomia combinada de Le Fort I e BSSO, em que ocorreu trombose da artéria carótida interna, que se pensa resultar de uma rutura intimal induzida pela flexão do pescoço. (^{5})(6)

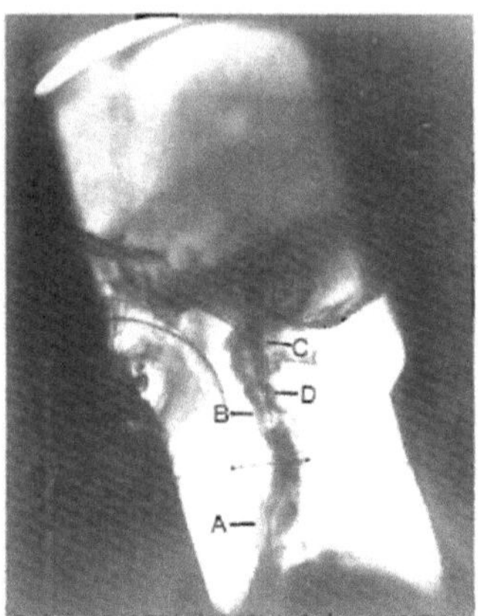

FIGURE 1. Right common carotid subtraction arteriogram, lateral view, depicting a traumatic arteriovenous (A-V) fistula between the right internal carotid artery (ICA) and the right internal jugular vein (IJV). Contrast media was injected into the common carotid artery (A), traveled via the ICA (B) to the A-V fistula (C) at the base of the skull and was immediately shunted down the IJV (D).

Taken from © Newhouse RF, Schow SR, Kraut RA, et al: Life-threatening hemorrhage from a Le Fort I osteotomy. J Oral Maxillofac Surg 40:117, 1982

- A hemorragia subaracnóidea foi relatada por Bendor Samuel et al. em um paciente masculino de 14 anos submetido à osteotomia Le Fort I. O diagnóstico presuntivo de trombose do seio cavernoso, com paralisia do III nervo craniano, foi feito no segundo dia de pós-operatório. No oitavo dia de pós-operatório, o paciente apresentou cefaléia súbita e maciça e a tomografia computadorizada (TC) mostrou hemorragia subaracnóidea, com fístula carótido-cavernosa e aneurisma da artéria carótida interna visíveis na angiografia. A causa postulada foi uma possível fratura da base do crânio, embora não fosse visível nos exames de TC. [2]

- Podem ser realizados muitos tipos de testes sensoriais após a cirurgia ortognática: limiares de deteção do toque utilizando o testador SW, teste de sensação de toque ligeiro utilizando um alfinete afiado ou algodão, teste de estimulação eléctrica, teste de discriminação de 2 pontos, teste de potencial evocado somatossensorial, teste de estimulação térmica, teste de discriminação direcional de pinceladas, teste de sensibilidade vibratória e um questionário concebido para investigar perturbações sensoriais subjectivas. [7][8]

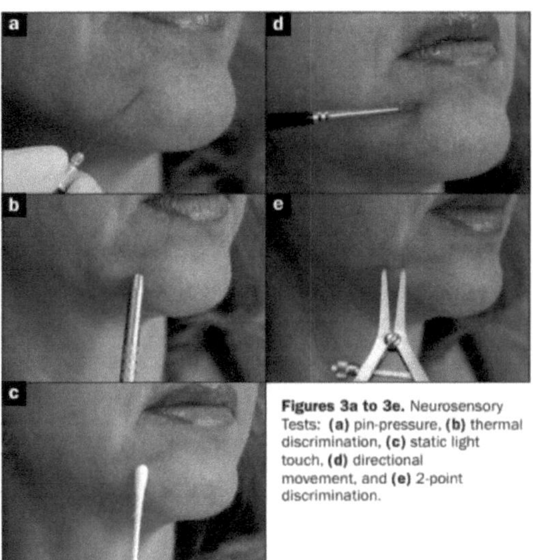

Figures 3a to 3e. Neurosensory Tests: **(a)** pin-pressure, **(b)** thermal discrimination, **(c)** static light touch, **(d)** directional movement, and **(e)** 2-point discrimination.

Taken from © Randolph R. Resnik, Carl E. Misch. Avoiding Mandibular Nerve Impairment, Part 3 Management of Neurosensory Impairments after Dental Implant Surgery

Table 3. Neurosensory Tests

DIAGNOSTIC TEST	DESCRIPTION
Nociceptive Pin-Pressure (A-Delta, C-Fiber)	Determination of feeling from pin-pressure using an explorer
Thermal discrimination (warm – A-Delta, cold – C-Fibers)	Ice chips or ethyl chloride spray and a heated mirror handle (warmed to 43°) are used to determine the patient's ability to feel cold and hot
Mechanoceptive Static light touch detection (A-Beta Afferent Axons)	Cotton tip applicator is used with the patient's eyes closed to determine sensation
Directional Movement (A-Beta and A-Alpha Axons)	Soft brush is used to determine the patient's ability to detect both sensation and direction of movement
Two-point discrimination (Myelinated A-Alpha Fibers)	With the patient's eyes closed, the patient's ability to discriminate varying distances between 2 points is determined using a caliper

Taken from © Randolph R. Resnik, Carl E. Misch. Avoiding Mandibular Nerve Impairment, Part 3 Management of Neurosensory Impairments after Dental Implant Surgery

Referências

1 Megan T. Robl, Brian B. Farrell, Myron R. Tucker. Complicações na cirurgia ortognática Um relatório de 1000 casos. Oral Maxillofacial Surg Clin N Am 26 (2014) 599-609.

2 Cristina Silva Sousa, Ruth Natalia Teresa Turrini. Complicações em cirurgia ortognática: Uma revisão abrangente. Jornal de Cirurgia, Medicina e Patologia Bucomaxilofacial 24 (2012) 67-74

3 Acebal-Bianco F, Vuylsteke PL, Mommaerts MY, De Clercq CA. Complicações perioperatórias em cirurgia ortopédica facial correctiva: um estudo retrospetivo de 5 anos. J Oral Maxillofac Surg 2000; 58(7):754-60.

4 Ben J. Steel, Martin R. Cope. Complicações incomuns e raras da cirurgia ortognática: Uma revisão da literatura. J Oral Maxillofac Surg 70:1678-1691, 2012.

5 Newhouse RF, Schow SR, Kraut RA, et al: Hemorragia com risco de vida de uma osteotomia Le Fort I. J Oral

Maxillofac Surg 40:117, 1982

6 Brady S, Courtemanche A, Steinbok P: Trombose da artéria carótida após osteotomias mandibulares e maxilares electivas. Ann Plast Surg 6:121, 1981

7 Akiko Kobayashi, Hidemi Yoshimasu, Jyunji Kobayashi, Teruo Amagasa. Alteração Neurossensorial na Área do Lábio Inferior e Queixo após Cirurgia Ortognática: Osteotomia Sagital Bilateral Dividida versus Osteotomia L Ramus Invertida. J Oral Maxillofac Surg 2006.

8 G.E. Ghali, Bruce N. Epker. Testes Neurosensoriais Clínicos: Aplicações práticas. J Oral Maxiliofac Surg 47:1074-1078.1989

9 Randolph R. Resnik, Carl E. Misch. Evitar a deficiência do nervo mandibular, Parte 3 Gestão de deficiências neurossensoriais após a cirurgia de implante dentário

3. Desfavorável/Má divisão

- Um padrão desfavorável e imprevisto da osteotomia sagital da mandíbula é geralmente referido como uma "má divisão" [8].
- Foram registadas incidências de 0,2% até 14,6% por local de divisão. [8]

- Na mandíbula: As más fracturas podem afetar a placa cortical vestibular ou lingual da mandíbula ou o colo do côndilo. Uma forma especial de má divisão é uma fratura isolada do processo coronoide enquanto o ramo permanece intacto. [4] Esta fratura indesejada localiza-se normalmente na placa cortical distal (placa lingual) ou na placa cortical proximal (placa vestibular) da mandíbula e, mais raramente, afecta o processo coronoide ou o colo do côndilo. [2]

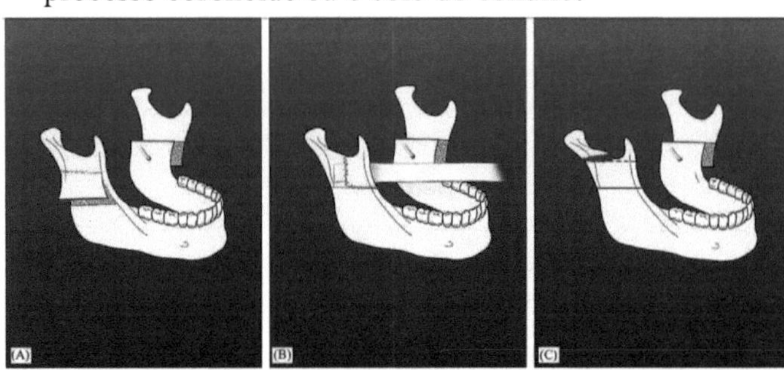

Fig. 1 – Illustration of different fracture patterns of a bad split: (A) fracture of buccal cortex; (B) fracture of coronoid process; (C) fracture of condylar process.

Taken from © Teltzrow T, Kramer FJ, Schulze A, Baethge C, Brachvogel P. Perioperative complications following sagittal split osteotomy of the mandible. J Craniomaxillofac Surg 2005; 33:307-13.

- Remoção do 3rd molar mandibular:

A decisão depende da experiência do cirurgião, da localização, angulação, altura relativa e forma da raiz do terceiro molar, e da sua relação morfológica com o feixe neurovascular. A remoção durante o SSO permite uma melhor visão operatória, o que facilita a remoção e reduz o risco de lesão do nervo alveolar inferior. Evita-se uma segunda operação para o paciente e a perda adicional de osso da osteotomia. Em casos bem definidos, a SSO é recomendada, mesmo incluindo a remoção do terceiro molar impactado para reduzir a lesão do nervo. As raízes do dente do siso podem servir como um bom guia para o cinzel durante a osteotomia lateral ao nervo. Quando se utiliza a técnica tradicional de Obwegeser, a remoção do terceiro molar pode não ser necessária, uma vez que este não é tocado pela linha de osteotomia e permanece descoberto. Se for removido antes da cirurgia ortognática, deve ser permitida a cicatrização e mineralização óssea completa. (3)

- O avanço da idade pode aumentar o risco de uma má divisão e deve ser considerado um fator de complicação. (3)
- Uma má fratura pode levar a infeção, sequestro ósseo dos fragmentos, atraso na cicatrização óssea e pseudoartrose. (3) Além disso, foi proposto que a disfunção da articulação temporomandibular (ATM) e a lesão do nervo alveolar inferior podem surgir devido à manipulação intra-operatória excessiva na tentativa de reposicionar os segmentos fraturados, e que a dificuldade subseqüente em posicionar o côndilo na fossa glenoide pode aumentar o risco de recidiva. (8)
- Na maxila: Durante a osteotomia Le Fort I, o local de separação menos certo é a junção da tuberosidade óssea da maxila e a parte anterior das placas pterigóides. A colocação e angulação incorrectas do osteótomo pterigoide e as fracturas indesejadas nesta região têm sido implicadas em lesões da artéria maxilar interna ou de um dos seus ramos, do plexo pterigoide, do nervo abducente, bem como da artéria carótida interna e da veia jugular interna. (6)

Prevenção e gestão

- Os principais elementos técnicos para minimizar a possibilidade de uma má divisão incluem: (1)

  1. O corte de serra deve estender-se até à depressão retrolingular

  2. Deve ser preservada uma espessura adequada do córtex bucal para evitar uma fratura da placa bucal

3. A junção dos cortes medial e vertical deve ser arredondada, evitando os ângulos agudos

4. O corte no bordo inferior deve proporcionar uma espessura adequada de osso para manter a porção facial do bordo inferior no segmento proximal

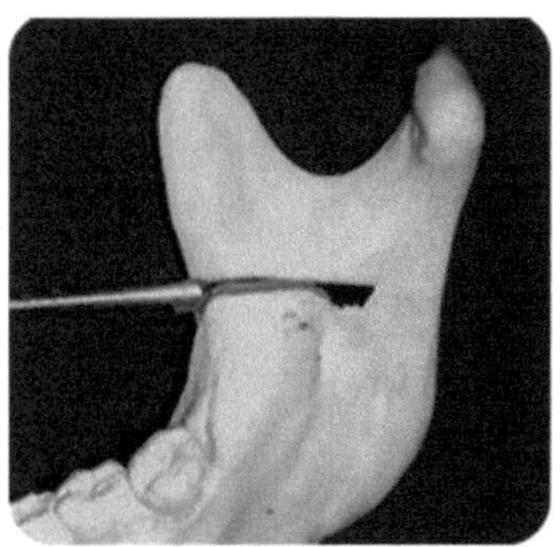

Fig. 2. Saw cut extending into retrolingular depression.

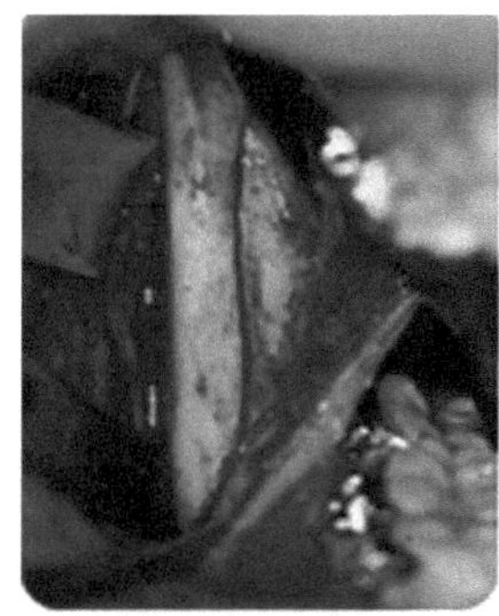

Fig. 3. Rounded junction of medial and vertical cuts with adequate thickness of buccal cortex.

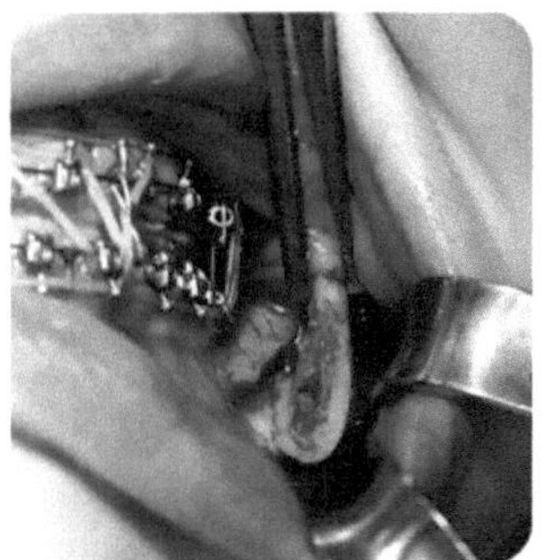

Fig. 4. Facial portion of inferior border staying with proximal segment creating a J-shaped curvature.

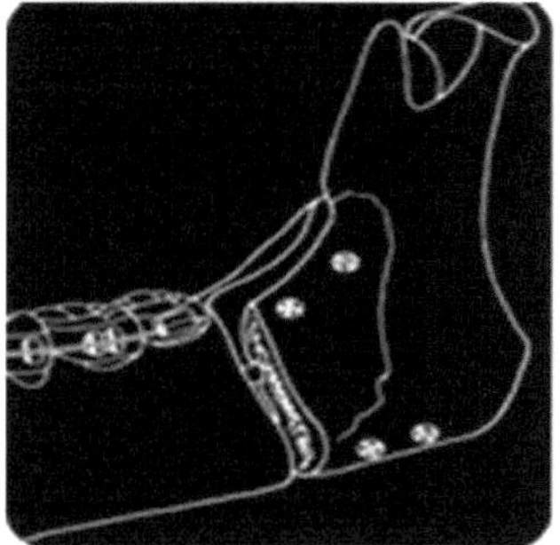

Fig. 5. Proximal segment fracture with adequate bone for sagittal overlap managed with screw fixation of proximal to distal segment in addition to screw fixation of the free graft.

Taken from © Megan T. Robl, Brian B. Farrell, Myron R. Tucker. Complications in Orthognathic Surgery A Report of 1000 Cases. Oral Maxillofacial Surg Clin N Am 26 (2014) 599–609

- Os diferentes tipos de cisões desfavoráveis e a sua gestão: [1] [8]

1. Tipo 1: Fracturas do segmento proximal (vestibular)

A placa cortical vestibular da mandíbula em alguns pacientes é bastante fina e suscetível a fracturas posteriores ao segundo molar.

Nas fracturas do segmento proximal com osso adequado para sobreposição sagital, a mandíbula permanece intacta porque a osteotomia é incompleta e existe uma fratura mais pequena do córtex lateral com osso adequado disponível para sobreposição sagital.

Nas fracturas do segmento proximal com osso insuficiente para a sobreposição sagital, a mandíbula permanece intacta com a osteotomia incompleta e há uma perda de uma grande porção do segmento vestibular. Não há osso disponível suficiente para a sobreposição sagital.

Gestão:

A dificuldade da redução da fratura do segmento proximal depende do tamanho do segmento fracturado e da sua localização anatómica. Pequenos segmentos que foram retirados do periósteo (por exemplo, fracturas do tipo 1A) podem ser removidos para evitar o sequestro. Os fragmentos fracturados maiores (por exemplo, tipos 1B, 1C, 1E e 1F) com um periósteo intacto são melhor fixados imediatamente e reduzidos de forma simples e rápida com osteossíntese em placa para reduzir as forças de estiramento no nervo alveolar inferior, que podem ocorrer se forem utilizados cinzéis para terminar a fratura.

A divisão pode ser efectuada da forma habitual com uma força moderada. De seguida, posicione o segmento proximal e estabilize-o com parafusos ou placas de fixação. O segmento fracturado também pode ser fixado como um enxerto livre utilizando placas/parafusos. Se necessário, podem ser utilizadas placas e parafusos adicionais.

Se a linha de fratura vestibular fracturada passa acima da língula (tipo 1D), o segmento condilar está completamente livre. Para assegurar a sua posição na fossa, é necessário fixar o coto condilar ao córtex vestibular remanescente. Nesta situação, pode ser necessária a remoção adicional do processo coronoide para eliminar a tração do músculo temporal.

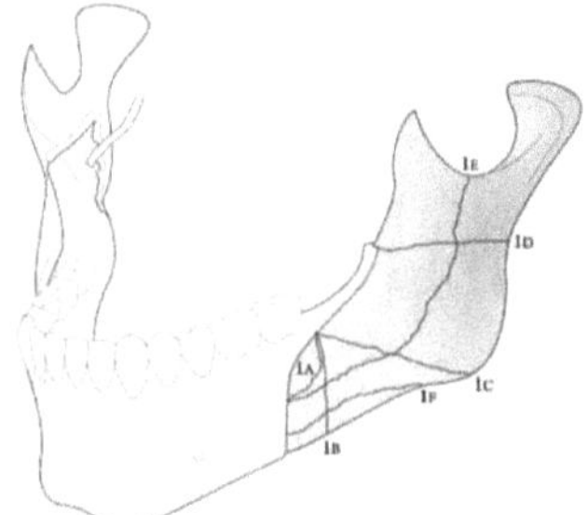

Fig. 2. Bad split patterns reported in the literature (1971–2015). Type 1: Proximal segment (buccal) fractures (type 1A, small anterior; 1B, vertical; 1C, angle; 1D, horizontal ramal; 1E, oblique ramal; 1F, inferior border).

Taken from © S. A. Steenen, A. G. Becking: Bad splits in bilateral sagittal split osteotomy: systematic review of fracture patterns. Int. J. Oral Maxillofac. Surg. 2016

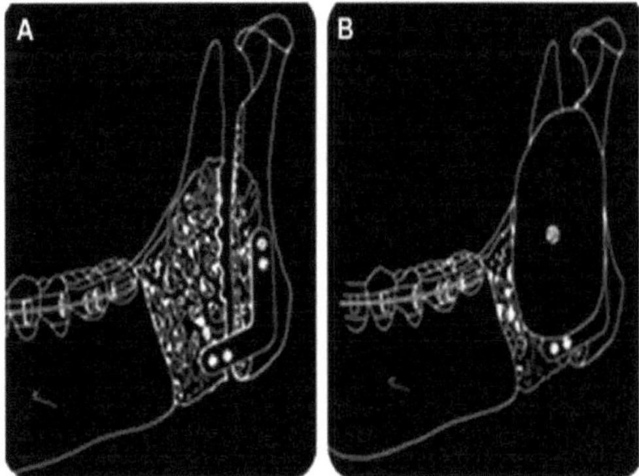

Fig. 6. (A) Proximal segment with insufficient bone for sagittal overlap managed with vertical osteotomy of remaining ramus. (B) Buccal fragment then used to overlap defect.

Taken from © Megan T. Robl, Brian B. Farrell, Myron R. Tucker. Complications in Orthognathic Surgery A Report of 1000 Cases. Oral Maxillofacial Surg Clin N Am 26 (2014) 599–609

2. Tipo 2: Fracturas do segmento distal (lingual)

As fracturas do segmento lingual podem ser difíceis de reparar. É mais provável que esta fratura ocorra na região do terceiro molar, onde o osso cortical é fino e não é fácil de estabilizar, possivelmente devido a uma inclinação lateral excessiva do osteótomo.

A prevenção de fracturas do segmento lingual pode resultar da remoção precoce dos terceiros molares, aproximadamente 9 meses a 1 ano antes de uma osteotomia. Além disso, deve haver uma espessura adequada de osso no segmento lingual e uma separação cuidadosa da porção superior da osteotomia, evitando o fulcro no segmento lingual.

Foi proposto que a secção cirúrgica do terceiro molar impactado e a sua remoção em segmentos pode ajudar a evitar a ocorrência deste tipo de má divisão

Gestão:

Fixação do segmento proximal ao segmento distal com placas ósseas, seguida de fixação com parafusos do segmento lingual ao segmento proximal. Isto proporciona estabilidade ao segmento distal, bem como ao segmento lingual fracturado. O reposicionamento dos segmentos fracturados e o posicionamento do côndilo na fossa glenoide podem ser difíceis, mas podem ser avaliados durante a cirurgia se a fixação intermaxilar (IMF) for libertada. A restauração da anatomia neste tipo de má fratura requer a fixação do côndilo na fossa por qualquer meio possível, seguida de uma dissecção cuidadosa para visualizar a fratura.

No caso de uma fratura vertical (tipo 2A), a divisão pode ser completada e a placa lingual permanecerá solta; a fixação só pode ser realizada com uma placa vestibular e parafusos monocorticais. Se desejar, o fragmento lingual pode ser fixado com um ou dois parafusos bicorticais. Se o alinhamento for conseguido, a fixação não parece ser necessária em todos os casos. No caso de uma fratura horizontal (tipo 2B), a situação não dificulta a cirurgia, e a fixação pode ainda ser realizada na mesma sessão cirúrgica com osteossíntese de placa ou parafusos bicorticais do bordo superior. Os parafusos bicorticais do bordo inferior não fixam os dois fragmentos maiores, mas podem fixar o fragmento lingual, se desejado.

As más divisões linguais não parecem influenciar o resultado final da osteotomia sagital, no entanto, o método de fixação deve incluir uma placa monocortical, uma vez que os parafusos bicorticais não estabilizam o fragmento proximal.

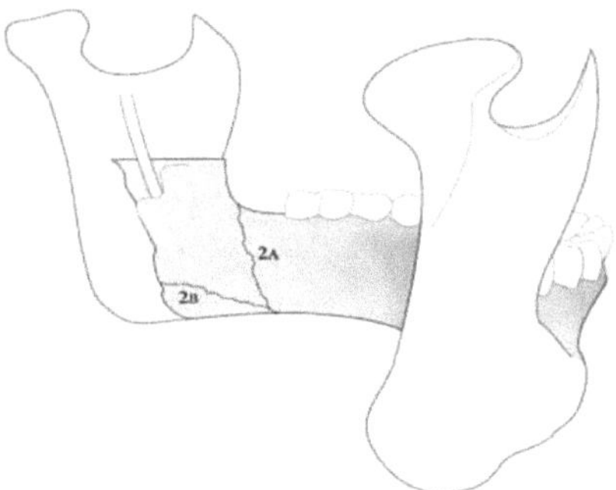

Fig. 3. Bad split patterns reported in the literature (1971–2015). Type 2: Distal segment (lingual) fractures (type 2A, vertical; 2B, horizontal).

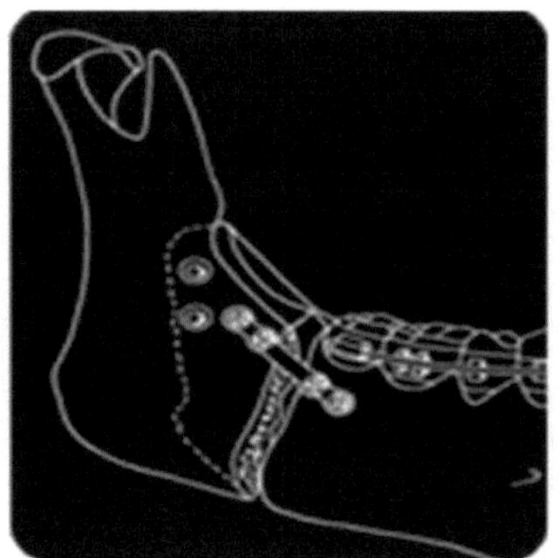

Taken from © Megan T. Robl, Brian B. Farrell, Myron R. Tucker. Complications in Orthognathic Surgery A Report of 1000 Cases. Oral Maxillofacial Surg Clin N Am 26 (2014) 599–609

3. Tipo 3: Fracturas do processo coronoide

Estas fracturas resultam provavelmente do posicionamento incorreto dos cortes ósseos. Neste tipo de fratura, a coronoide livre pode ser deixada no local sem consequências.

4. Tipo 4: Fracturas do colo do côndilo

O posicionamento incorreto dos cortes ósseos provavelmente desempenha um papel na sua ocorrência. Este tipo de má fratura pode ser o mais difícil de reduzir, especialmente se o côndilo permanecer ligado ao segmento distal de suporte dos dentes. Neste último caso, pode ser necessária uma osteotomia baixa.

Gestão:

A melhor forma de tratar este tipo de fratura é através do alinhamento dos fragmentos ósseos e da colocação de placas semi-rígidas. Este pode ser um procedimento difícil, necessitando de rotinas de redução aberta e fixação interna no tratamento de fracturas condilares e

acesso transcutâneo. A descontinuação do procedimento e uma segunda tentativa após a consolidação pode ser a melhor escolha.

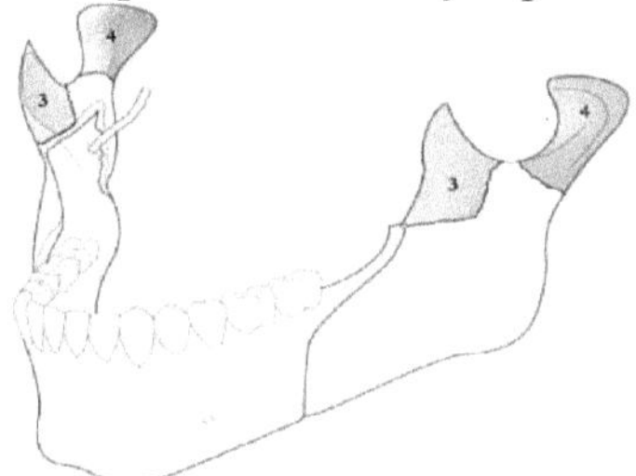

Fig. 4. Bad split patterns reported in the literature (1971–2015). Type 3: Coronoid process fractures. Type 4: Condylar neck fractures.

Taken from © S. A. Steenen, A. G. Becking: Bad splits in bilateral sagittal split osteotomy: systematic review of fracture patterns. Int. J. Oral Maxillofac. Surg. 2016

- Mommaerts descreveu uma técnica de gestão para uma fratura do córtex lateral ao longo da linha ou ao nível da osteotomia horizontal medial - que ocorre quando a placa cortical vestibular é fracturada lateralmente, com ou sem o processo coronoide, enquanto o côndilo permanece ligado ao segmento distal, portador de dentes.

  - Após a determinação cuidadosa da posição do feixe neurovascular, o côndilo e a parte superior do ramo ascendente são cortados com uma broca Lindemann longa, imediatamente acima do forame mandibular.

  - A fixação intermaxilar (IMF) é então aplicada. A placa cortical vestibular é amplamente despojada das suas ligações periosteais e musculares, e é deslocada para cima, cranialmente.

  - O fragmento condilar, com ou sem o processo coronoide, e a placa cortical vestibular são fixados com um ou dois parafusos, que são inseridos pela mesma via transbucal.

- Desta forma, é criado um contacto ósseo adequado, é assegurada a imobilização dos fragmentos e é recuperado o controlo sobre o segmento proximal. O côndilo é reposicionado na fossa e a osteossíntese com parafuso é aplicada entre os segmentos distal e proximal. (5)

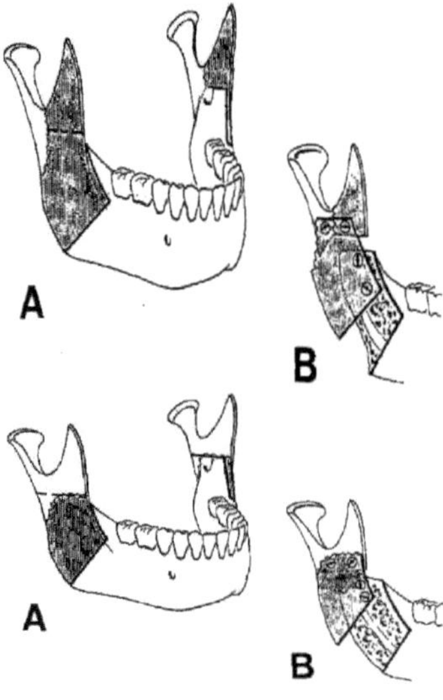

Fig. 1. A) This type of "high" fracture with the coronoid process still attached to the buccal cortical plate occurred in Case 1. Particularly the lingual modification according to Dal Pont (Hunsuck-Simpson-Epker) may lead to this type of fracture. B) Proposed technique to manage the complication. The coronoid process is sectioned off the buccal plate. The condyle is separated from the tooth-bearing segment by a low osteotomy. The buccal plate is shifted cranially. The three segments are secured with screw osteosynthesis.

Fig. 2. A) The type of "high" fracture that occurred in Case 2. Thin ascending rami, with distinct lingual concavities, are at risk of this kind of fracture. B) Proposed technique of shifting the buccal plate upwards and securing it with screws.

Taken from © Mommaerts MY: Two similar 'bad splits' and how they were treated. Report of two cases. Int J Oral Maxillofac Surg 21: 331–332, 1992

- A utilização de um osteótomo curvo de Obwegeser para obter a disjunção pterigomaxilar deve ser abandonada. A ponta deste osteótomo de grandes dimensões é pesada e grossa e tende a causar uma lesão romba e estilhaçante, em vez de um corte nítido através da junção da tuberosidade maxilar e das placas pterigóides. Recomenda-se a utilização de uma serra micro-oscilante para obter a disjunção pterigomaxilar. (7)

Notas:

- Uma "má divisão" não significa necessariamente um mau resultado.

    No entanto, estas divisões levam a aplicação de técnicas de osteossíntese rígidas aos seus limites. Em todos estes casos, é imperativo um cuidado extremo no manuseamento do feixe neurovascular para um bom resultado a longo prazo. (5)

- A prevenção é a melhor cura. Um "short split", em vez de uma modificação Dal Pont vestibular, não só minimiza o risco de fracturas "baixas" do segmento vestibular, como também diminui a incidência de perturbações nervosas, sem afetar a estabilidade a longo prazo. (5)

- **Fratura bilateral má** - Se ambas as fracturações ocorrerem em padrões indesejados, pode ser tentado um salvamento bilateral. No entanto, pode ser melhor interromper a cirurgia e, após consolidação durante 6 meses, pode ser considerada uma reoperação.

Referências

1. Megan T. Robl, Brian B. Farrell, Myron R. Tucker. Complicações na cirurgia ortognática Um relatório de 1000 casos. Oral Maxillofacial Surg Clin N Am 26 (2014) 599-609.

2. Gertjan Mensink, Jop P. Verweij, Michael D. Frank, J. Eelco Bergsm, J.P. Richard van Merkesteyn. Bad split durante a osteotomia sagital bilateral da mandíbula com separadores: um estudo retrospetivo de 427 pacientes. Jornal Britânico de Cirurgia Oral e Maxilofacial 51 (2013) 525-529.

3. Kriwalsky MS, Veras RB, Maurer P, Eckert AW, Schubert J. Factores de risco para uma má divisão durante a osteotomia sagital dividida. Br J Oral Maxillofac Surg 2008; 46:177-9.

4. Teltzrow T, Kramer FJ, Schulze A, Baethge C,

Brachvogel P. Complicações perioperatórias após osteotomia sagital dividida da mandíbula. J Craniomaxilofac Surg 2005; 33:307-13.

5. Mommaerts MY: Duas "más divisões" semelhantes e como foram tratadas. Relato de dois casos. Int J Oral Maxillofac Surg 21: 331332, 1992

6. Precious DS, Goodday RH, Bourget L, Skulsky FG. Fratura da placa pterigoideia na osteotomia Le Fort I com e sem cinzel pterigoideu: avaliação por tomografia computorizada de 58 pacientes. JOral MaxillofacSurg 1993: 51: 151-153.

7. Lanigan D, Guest P: Abordagens alternativas para a separação pterigomaxilar. Int J Oral Maxillofac Surg 22:131, 1993

8. S. A. Steenen, A. G. Becking: Bad splits in bilateral sagittal split osteotomy: systematic review of fracture patterns. Int. J. Oral Maxillofac. Surg. 2016

4. Comunicação Oro-antral e Oro-Nasal

- Durante a cirurgia maxilar, o desenho da osteotomia segmentar deve ter em conta a anatomia relevante. [1]
- O osso é mais espesso na linha média, onde o tecido é mais fino. As osteotomias na linha média têm maior probabilidade de resultar em lacerações palatinas e estas podem ter menor probabilidade de cicatrização do que quando uma laceração ocorre lateralmente, em tecido mais espesso. [1]
- Portanto, cortes parassagitais para uma osteotomia segmentar próxima à face lateral do assoalho nasal colocam-nos sobre osso fino e tecido espesso, mais elástico e vascularizado. [1]

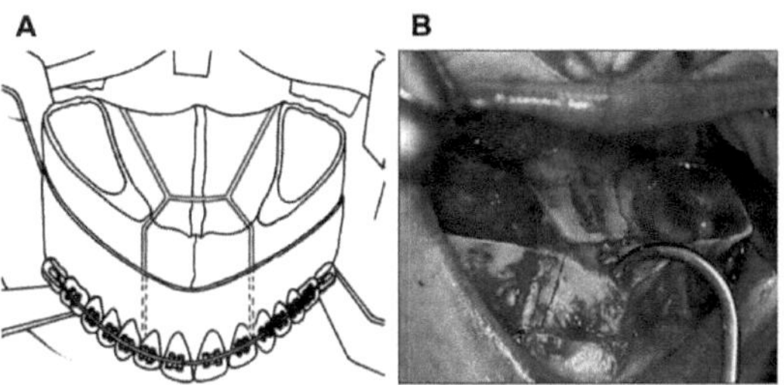

Fig. 9. Illustration (*A*) and clinical photo (*B*) to illustrate design of segmental osteotomy with parasagittal cuts to best avoid palatal tears.

Taken from - © Megan T. Robl, Brian B. Farrell, Myron R. Tucker. Complications in Orthognathic Surgery A Report of 1000 Cases. Oral Maxillofacial Surg Clin N Am 26 (2014) 599–609

- Apesar da seleção adequada do local e de uma cirurgia cuidadosa, pode ocorrer uma violação da mucosa palatina. Na maioria dos casos, as pequenas lacerações não necessitam de tratamento e cicatrizam sem problemas. [1]
- As fístulas oronasais são mais comuns quando os maxilares são segmentados ou expandidos. [3]
- Clinicamente, o compromisso vascular pode levar à

formação de fístulas orais-antrais ou oro-nasais [2]

Gestão

- Se existir uma abertura maior, esta pode ser tratada colocando uma quantidade muito pequena de uma camada de membrana de colagénio na laceração; a área é seca e depois selada com dermabond. [1]

- Nalguns casos, pode surgir uma fístula persistente. O tratamento inicial inclui o controlo de rotina dos seios nasais com descongestionantes, spray nasal e antibióticos. [1]

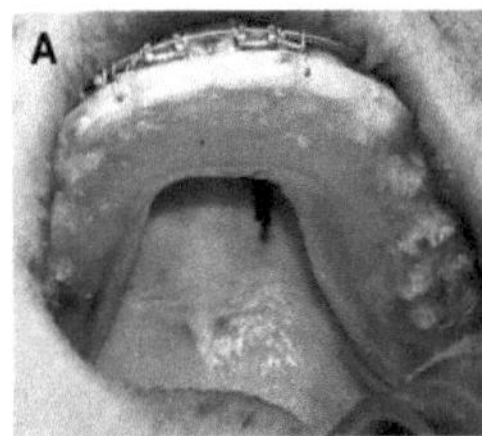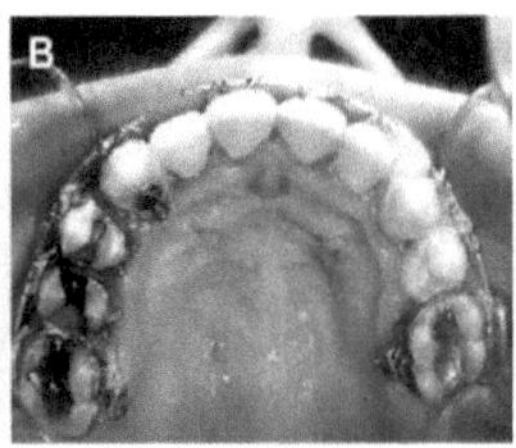

Fig. 10. Management of palatal tear (*A*) with collagen membrane layer and dermabond at the time of surgery and (*B*) 8 weeks postoperatively.

Taken from - © Megan T. Robl, Brian B. Farrell, Myron R. Tucker. Complications in Orthognathic Surgery A Report of 1000 Cases. Oral Maxillofacial Surg Clin N Am 26 (2014) 599–609

Referências

1 Megan T. Robl, Brian B. Farrell, Myron R. Tucker. Complicações na cirurgia ortognática Um relatório de 1000 casos. Oral Maxillofacial Surg Clin N Am 26 (2014) 599-609

2 Gestão de Complicações em Cirurgia Oral e Maxilofacial, Primeira Edição. Editado por Michael Miloro, Antonia Kolokythas. © 2012 John Wiley &

Sons, Inc.

3 Steel and Cope. Complicações da Cirurgia
   Ortognática. J Oral Maxillofac Surg 2012.

5. Traumatismo dentário

- Embora os parafusos de fixação maxilomandibular sejam seguros e úteis, devemos ter cuidado para não danificar as raízes dentárias durante a implantação. Durante um procedimento ortognático em que é feita uma abordagem perto do ápice da raiz, ou em que é feita uma ressecção direta, podem desenvolver-se necrose e descoloração da polpa e doenças da polpa. Os principais factores de risco para a descoloração dentária são a ligadura da artéria palatina descendente, a genioplastia e a osteotomia subapical mandibular.
- É especialmente importante proteger a artéria palatina descendente durante a osteotomia Le Fort I. [2] O traumatismo dentário causado pela osteotomia Le Fort resulta normalmente da colocação incorrecta da osteotomia. Por exemplo, se a osteotomia horizontal do maxilar for posicionada demasiado para baixo, existe o risco de transecção dos ápices radiculares. Recomenda-se geralmente que estas osteotomias sejam planeadas pelo menos 5 mm acima dos ápices das raízes maxilares.
- Outras complicações que surgem estão relacionadas com as osteotomias segmentares maxilares que são utilizadas para nivelar o plano oclusal ou para a correção de discrepâncias transversais. É necessário um espaço adequado entre as raízes dos dentes nos locais das osteotomias verticais planeadas para permitir a cobertura óssea das raízes.
- Na preparação ortodôntica do espaço, deve ter-se o cuidado de não inclinar os dentes, mas sim de conseguir um movimento corporal. Um exame radiográfico cuidadoso do comprimento da raiz e da adequação do espaço em casos de osteotomias segmentares é essencial para evitar lesões dentárias no perioperatório. O desenho das superfícies radiculares nos moldes ou a utilização de software

tridimensional para o planeamento da osteotomia também pode ajudar a diminuir estas potenciais complicações.

- Embora a necrose pulpar após a osteotomia Le Fort seja invulgar, ela ocorre. Os tecidos pulpares cicatrizam espontaneamente apesar de um suprimento sanguíneo prejudicado. O teste de vitalidade não é um indicador fiável de necrose pulpar porque entre 6% e 29% de todos os dentes permanecem insensíveis até 54 meses após a osteotomia. O tratamento endodôntico só deve ser indicado quando os sintomas clínicos ou a evidência radiográfica demonstrarem que é claramente necessário.

  - Pode notar um escurecimento do incisivo maxilar ou uma cor rosada. Nas primeiras consultas pós-operatórias, é preferível aguardar pelo menos 8 semanas antes de iniciar o tratamento endodôntico. Isto permitir-lhe-á uma possível revascularização e vitalização que é frequentemente o caso com estes dentes. No entanto, se os dentes permanecerem não vitais, o tratamento endodôntico é essencial. (2)

Referências

1. Young-Kyun Kim. Complicações associadas à cirurgia ortognática. J Korean Assoc Oral Maxillofac Surg 2017;43:3-15
2. Gestão de Complicações em Cirurgia Oral e Maxilofacial, Primeira Edição. Editado por Michael Miloro, Antonia Kolokythas. © 2012 John Wiley & Sons, Inc.

COMPLICAÇÕES PÓS-OPERATÓRIAS

1. COMPLICAÇÕES DENTÁRIAS
   i. Perda de vitalidade da polpa
   ii. Recessão gengival
   iii. Resultado oclusal insatisfatório
2. COMPLICAÇÕES DA TMJ
   i. Amplitude de movimento do maxilar
   ii. Disfunção da ATM
   iii. Reabsorção condilar
3. COMPLICAÇÕES NASAIS E RESPIRATÓRIAS
   i. Anomalias nasais
   ii. Insuficiência respiratória
   iii. Sinusite maxilar
   iv. Ressonar e apneia obstrutiva do sono
4. COMPLICAÇÕES DO OUVIDO E DA AUDIÇÃO
   i. Problema de audição e alterações timpanomiméticas temporárias
5. COMPLICAÇÕES OFTÁLMICAS E LACRIMAIS
   i. Síndrome do compartimento orbital
   ii. Síndrome da fissura orbital e síndrome do ápice orbital
   iii. Hemorragia retrobulbar
   iv. Cegueira
   v. Oftalmoplegia
   vi. Diminuição/ausência de lacrimejamento
   vii. Rasgões excessivos
   viii. Hemolacria
   ix. Obstrução do ducto naso-lacrimal
6. ALTERAÇÕES NO DISCURSO
   i. Disfunção velofaríngea
7. INFECÇÕES
8. LESÕES DOS TECIDOS MOLES
9. COMPLICAÇÕES ÓSSEAS
   i. Necrose do segmento ósseo
   ii. Sequestro ósseo
   iii. Atrasado/não sindicalizado

iv.   Disarticulação vómero-esfenoidal
10. COMPLICAÇÕES VASCULARES
    i.   Compromisso vascular
    ii. Hemorragia grave
    iii. Tromboembolismo venoso
    iv. pseudoaneurisma
11. COMPLICAÇÕES NERVOSAS
    i. Défice neurosensorial
    ii. Reflexo trigémino-cardíaco
12. COMPLICAÇÕES DE FIXAÇÃO E ESTABILIDADE
    i.   Falha de fixação
    ii. Rotação do segmento proximal no sentido contrário
    ao dos ponteiros do relógio
    iii. Estabilidade
    iv. Recaída
13. DIVERSOS
    i.   Dor
    ii.   Inchaço
    iii. Perturbação temporária do paladar
    iv.   Corpo estranho
    v.   Náuseas e vómitos
    vi.   Perda de peso e nutrição
    vii. Problemas de cicatrização de feridas
    viii. Acne no queixo
    ix.   Vertigem posicional paroxística benigna
    x.   Alterações psicológicas e satisfação dos doentes
    xi.   Morte

1. COMPLICAÇÕES DENTÁRIAS

i. Perda de vitalidade da polpa

- Após a cirurgia ortognática, a perda de vascularização da dentição é rara, mas a perda inicial de resposta à estimulação pulpar é comum.
- Pode ocorrer uma resposta suprimida a longo prazo à estimulação, mas não significa necessariamente que um dente necessite de terapia endodôntica. Os dentes, como qualquer outro tecido, podem magoar-se. Isto

torna-se evidente com a descoloração inicial.
* Embora alguns dentes possam eventualmente apresentar necrose da polpa e necessitar de tratamento endodôntico, muitos dentes recuperam sem tratamento, voltam à coloração normal e respondem aos testes pulpares. [2]

ii. Recessão gengival
* Ocorre uma diminuição significativa do fluxo sanguíneo gengival anterior do maxilar (GBF) durante o curso intra-operatório da osteotomia Le Fort I, que pode resultar em recessão gengival. [1 2]
* A segmentação entre o canino e o segundo pré-molar pode resultar num aumento da profundidade de sondagem e numa perda do nível de fixação de até 0,3 mm. [13]

iii. Resultado oclusal insatisfatório
* A má oclusão grosseira deve ser observada imediatamente na sala de operações, assim que a fixação intermaxilar for libertada após a colocação da fixação rígida, e deve ser tratada nessa altura, repondo a fixação.
* No entanto, durante a primeira semana após a cirurgia, o inchaço é normalmente o principal responsável pelas más oclusões. A falha do hardware é a próxima e será verificada com mobilidade segmentar e imagens apropriadas.
* O inchaço e o controlo oclusal podem ser geridos com uma tração suave de elásticos ortodônticos. A falha do hardware requer um regresso à sala de operações.

* O não ajuste correto da oclusão na altura da cirurgia,

os procedimentos segmentares ou os splints mal ajustados são razões potenciais para a má oclusão e devem ser examinados.

- Um segmento proximal mal posicionado da osteotomia IVRO pode levar a alterações na altura do ramo com "flacidez condilar" que pode causar mordida aberta anterior quando a fixação é libertada. A má oclusão pode ter de ser corrigida cirurgicamente.

- A perda de largura maxilar após a osteotomia Le Fort segmentar levará a má oclusão e cicatrização em má posição da osteotomia. A necessidade de pré-planeamento da expansão da largura esquelética antes da cirurgia formal Le Fort I é fundamental para evitar a necessidade de tentar expandir a maxila para além do seu limite biológico de tolerância no momento da cirurgia segmentar.

- A utilização da cirurgia de expansão rápida do palato assistida cirurgicamente (SARPE) é uma ferramenta poderosa na cirurgia ortognática. [6]

- **Causas:**
  Mordida aberta anterior imediata
  Remoção inadequada das interferências posteriores com deslocação dos côndilos da fossa durante a fixação
  Desenvolvimento tardio da mordida aberta
  1. Colapso da expansão transversal
     a. Falta de métodos intra-operatórios para manter a expansão (enxertos, colocação de talas)
     b. Falta de esforços pós-operatórios do ortodontista para manter a expansão (arco transpalatino)
  2. Recaída ortodôntica
  3. Diminuição da altura vertical do ramo devido a

reabsorção condilar
4. Crescimento adicional

2. COMPLICAÇÕES DA TMJ

- Os problemas da ATM que podem resultar da cirurgia ortognática incluem dor, desarranjos internos e reabsorção condilar idiopática.
- A ocorrência de dor e sons na ATM nos primeiros meses de pós-operatório são altamente suspeitos de alterações condilares que possam ocorrer nos meses seguintes.
- Os pacientes com disfunção da ATM pré-existente que se submetem a cirurgia ortognática, particularmente o avanço mandibular, são susceptíveis de ter um agravamento significativo da disfunção da ATM após a cirurgia.

i. Amplitude de movimento do maxilar

- É de esperar que todos os doentes apresentem uma diminuição da amplitude de movimento da mandíbula após a cirurgia correctiva do maxilar. Espera-se que este problema de amplitude de movimento aumente à medida que o inchaço dos tecidos diminui e as articulações recuperam a mobilidade.
- No entanto, as queixas músculo-esqueléticas persistentes de diminuição da amplitude de movimento e dor no maxilar durante o movimento são complicações da cirurgia do maxilar que precisam de ser avaliadas e tratadas mais aprofundadamente.
- Segmentos de osteotomia mal posicionados e posições do côndilo podem criar uma função dolorosa dos músculos da mastigação, bem como das articulações temporomandibulares.

- A formação de tecido cicatricial ao longo da linha de incisão pode limitar a amplitude de movimento mandibular.
- A hemorragia no espaço articular e as calcificações traumáticas subsequentes podem levar a anquilose ou pseudo-anquilose das articulações, especialmente se o doente estiver ligado à fixação maxilomandibular durante um longo período de tempo. Mesmo a utilização de tração elástica pesada durante alguns meses pode levar a uma diminuição da amplitude de movimentos.
- O tratamento deste problema, se for essencialmente muscular, deve começar com exercícios de amplitude de movimento passiva e progredir para fisioterapia, conforme necessário.
- Os verdadeiros problemas da articulação temporomandibular (ATM) que se desenvolvem após a cirurgia ortognática devem ser avaliados e tratados conforme necessário. Estes problemas incluem a deslocação do disco, a flacidez condilar, a necrose avascular ou a reabsorção condilar idiopática.
- Os pacientes que apresentam patologia pré-cirúrgica da ATM ou história prévia de cirurgia da ATM também podem ter necessidades especiais no pós-operatório. São mais propensos a dores e sintomas da ATM após a cirurgia ortognática. Normalmente, estes pacientes já fizeram fisioterapia como parte do seu tratamento.
- Alguns doentes podem também necessitar de diferentes técnicas de gestão da dor ou mesmo de um especialista em dor, especialmente se tiverem sofrido de dor crónica.
- Se houver um problema agudo de bloqueio fechado após uma cirurgia ortognática e a etiologia for uma

deslocação do disco, deve ser considerada a possibilidade de uma artrocentese imediata para tentar libertar um disco preso. [6]

ii. Disfunção da ATM

- Em doentes com disfunção da articulação temporomandibular pré-existente, é essencial uma documentação exaustiva da disfunção muscular e articular.
- A cirurgia ortognática pode potencialmente beneficiar a disfunção articular através do estabelecimento de uma oclusão equilibrada, estável e reprodutível; no entanto, é difícil prever com algum grau de certeza.
- Os sintomas da articulação temporomandibular podem melhorar, deteriorar-se ou manter-se semelhantes aos que existiam antes da cirurgia. [2]
- A disfunção da ATM deve ser cuidadosamente avaliada, tratada, se necessário, e monitorizada no paciente de cirurgia ortognática.
- **Factores de risco**:
  - Paciente do sexo feminino com retrognatismo mandibular associado a um aumento do ângulo do plano mandibular
  - Presença de atrofia condilar antes do tratamento e deslocação posterior do côndilo
  - Rotação da mandíbula para cima e para a frente no momento da cirurgia. (6)

iii.   Reabsorção condilar

- A reabsorção condilar tem sido referida como uma fonte de recidiva.
- **Fisiopatologia:** teorias actuais A ATM é uma estrutura dinâmica capaz de se adaptar ao stress

mecânico de forma a manter uma homeostase morfológica, funcional e oclusal. Este processo é designado por remodelação condilar funcional.

- Quando o stress mecânico é excessivo ou quando as capacidades adaptativas do hospedeiro estão diminuídas, a remodelação é denominada disfuncional e conduz à reabsorção condilar.

- A reabsorção condilar ocorre através da "ativação dos osteoblastos por citocinas, radicais livres, desequilíbrios hormonais e/ou catabolitos de fosfolípidos potentes. Os osteoblastos activam então o recrutamento de osteoclastos e promovem a libertação de enzimas de degradação da matriz pelos osteoclastos".

- **Pacientes de risco**
  - **Idade e género**

    A reabsorção condilar após cirurgia ortognática (CROS) é mais frequente em mulheres entre os 14 e os 50 anos de idade.

  - **Deformidade dento-facial**

    Os doentes de risco apresentam uma má oclusão de classe II de Angle e mordida aberta anterior, um ângulo do plano mandibular aberto (superior a 40°), uma rotação mandibular no sentido dos ponteiros do relógio e um rácio de altura facial posterior/anterior baixo (inferior a 66%).

  - **Forma do côndilo e inclinação do pescoço**

    Hoppenreijs et al. elaboraram uma classificação condilar baseada no contorno, na localização do topo do côndilo em relação ao eixo condilar e na relação altura/largura.

Os côndilos do tipo B (relação altura/largura inferior a 1, topo do côndilo localizado posteriormente ao eixo do côndilo, parte superior do colo do côndilo curvada posteriormente) parecem estar mais em risco em doentes com mordida aberta anterior.

Hoppenreijs' classification of condylar types based on the height-to-width (H/W) ratio and the location of their tip.

Condylar type	A	B	C	D	E
H/W ratio	≥1	<1	<1	<1	<1
Condylar tip location	Posterior to the condylar axis	Posterior to the condylar axis	On condylar axis	Anterior to condylar axis	Identification impossible
Condylar shape	Round	Posteriorly curved	Round	Posteriorly curved	Sharp and finger-shaped
Frequency (%)	7	22	49	19	3

Z. Catherine, P. Breton, P. Bouletreau. Condylar resorption after orthognathic surgery: A systematic review. Rev Stomatol Chir Maxillofac Chir Orale 2015; 1-8

- **Deficiência de estrogénio**
  A deficiência de estrogénio tem sido amplamente discutida como um fator de risco para a DRC, uma vez que foram encontrados receptores de estrogénio no líquido sinovial da ATM de doentes sintomáticos.

  Citocinas específicas (RANKL e OPG) e estrogénios endógenos (17-b-estradiol) desempenham um papel na manutenção da integridade óssea.

  O baixo nível sérico de 17-b-estradiol pode ser um fator de risco para a DRC ao aumentar as citocinas pró-inflamatórias intra-articulares e a proliferação dos tecidos periarticulares.

- **Disfunção temporomandibular (DTM) e desarranjo interno (DI) da ATM**

Pensa-se frequentemente que as DTM são um fator predisponente para a DRC.

A correlação entre a DI e a CROS também é amplamente debatida. Pode ser considerada como uma consequência ou como uma causa da RC, quer por gerar forças de compressão excessivas no côndilo, quer por limitar o seu fornecimento vascular.

- **Outros factores de risco secundários não cirúrgicos**

O macrotrauma, a terapia oclusal, a instabilidade oclusal, o stress psicológico, a nicotina, as parafunções e a desnutrição foram propostos como factores de risco CROS.

- Diagnóstico da CROS

A DRC é diagnosticada através de uma combinação de sinais clínicos e radiológicos. Os pacientes relatam um agravamento progressivo da sua oclusão e aparência estética, com ou sem sintomas da ATM.

Quando a CROS é bilateral, leva a uma mordida aberta anterior progressiva, uma má oclusão de classe II e retrognatismo. Na CROS unilateral, o paciente apresenta laterogenia, má oclusão de classe II ipsilateral e mordida aberta contralateral.

A CROS pode surgir até 6 anos após a cirurgia, sendo os sinais clínicos os primeiros a aparecer.

Cinco exames imagiológicos são úteis para o diagnóstico de CROS: radiografia panorâmica (OPG), radiografia lateral

radiografias cefalométricas, tomografias cefalométricas (TC), ressonância magnética (RM) e cintigrafia com bifosfonatos marcados com tecnécio [99mTc].

As radiografias cefalométricas laterais mostram retrognatismo mandibular, ângulo oclusal e plano mandibular elevados, mordida aberta anterior, diminuição da altura do ramo e sobre-angulação dos incisivos inferiores. A TAC da ATM revela um espaço articular normal ou excessivo (associado a hiperplasia dos tecidos sinoviais), um menor tamanho do côndilo e perda de integridade do osso cortical do côndilo.

A RM ajuda a visualizar os tecidos moles da articulação. Revela um tecido mole espesso de aspeto amorfo entre o côndilo e a fossa e uma deslocação anterior do disco, redutível ou não. Também ajuda o cirurgião a avaliar se o disco é recuperável ou não.

A cintigrafia óssea permite definir se a CROS é unilateral ou bilateral, ativa ou inativa.

- **Tratamento da CROS**

Nenhum protocolo de tratamento é unanimemente aceite. Os objectivos são o controlo ou a erradicação dos factores de risco, o tratamento da instabilidade oclusal e a correção das alterações oclusais e da deformidade esquelética

A reoperação ortognática é a técnica mais comummente utilizada e está por vezes associada à reposição do disco.

A condilectomia e a reconstrução do côndilo com enxerto condro-costal ou prótese total da ATM é outra opção, mas é mais invasiva e depende de cirurgia.

Tratamento conservador (anti-inflamatórios medicamentos, talas oclusais, fisioterapia) podem ser bem sucedidos. [10]

- **Nota**
  - Os côndilos com sinais radiológicos pré-existentes de osteoartrose ou com uma inclinação posterior apresentavam um risco elevado de reabsorção progressiva. Este doente deve ser tratado cirurgicamente, se possível, assim que o processo se extinguir, de modo a proporcionar a melhor hipótese de estabilidade cirúrgica. Os côndilos podem ser monitorizados quanto a doença ativa através de exames ósseos com Technitium 99.
  - A escolha do momento e do método de reconstrução será determinada pela gravidade da deformidade remanescente e pelo seu impacto na função. [6]
- A recuperação da amplitude de movimento e das forças de mordida após a cirurgia correctiva dos maxilares é importante para melhorar a correção funcional global do doente. A fisioterapia pós-operatória pode ser necessária para aumentar o curso pós-operatório normal do paciente.
- No entanto, a dor persistente e a falta de amplitude de movimento podem ser uma indicação de desarranjos internos contínuos ou em desenvolvimento da articulação ou da musculatura. A falta de amplitude de movimento também pode ser atribuída à formação de contratura cicatricial devido a incisões mal colocadas na altura da osteotomia mandibular.
- A diminuição da altura do ramo mandibular como consequência da dissolução da cabeça do côndilo conduzirá a uma abertura lenta da mordida aberta anterior de base esquelética após a cirurgia.
- A reabsorção condilar idiopática não tem etiologia

conhecida. Pode ocorrer antes ou depois de uma cirurgia aos maxilares. É normalmente observada em mulheres jovens entre os 15 e os 35 anos de idade. É progressiva até o processo reabsorver para a incisura sigmoide.

3. COMPLICAÇÕES NASAIS E RESPIRATÓRIAS

- A morfologia nasal é suscetível de sofrer alterações após o reposicionamento da maxila durante a cirurgia.
- O alargamento e o desvio do nariz são normalmente observados após procedimentos de correção, tais como o reposicionamento do segmento ósseo e a sutura.
- Os pacientes devem ser informados sobre a possível necessidade de rinoplastia após cirurgia ortognática antes de se submeterem à cirurgia. (7)

  ### i. Anomalias nasais

  - A maioria dos doentes entubados por via nasal para cirurgia dos maxilares tem algum grau de descarga nasal após a cirurgia.
  - As crostas de muco e sangue também diminuem a abertura da abertura nasal e diminuem o fluxo de ar nasal até serem eliminadas. Estes problemas são normalmente temporários e resolvem-se com a utilização de descongestionantes orais, sprays nasais, se necessário, e ar humidificado.
  - Os seios nasais enchem-se de sangue após a cirurgia de Le Fort. Este sangue será drenado e absorvido ao longo do tempo num seio saudável que possa drenar corretamente.
  - Os doentes podem desenvolver infecções do seio nasal ou sinusite crónica quando os ósteos ficam bloqueados, os enxertos ósseos, autógenos ou alogénicos, ficam sequestrados no seio nasal ou o

septo nasal é desviado devido à compressão da maxila durante a cirurgia de impactação.

- Os efeitos despercebidos dos movimentos maxilares na estética nasal podem ser notados apenas após a diminuição do inchaço facial no pós-operatório.
- As preocupações estéticas nasais surgem quando a ponta nasal se move no vetor vertical demasiado ou pouco, levando a uma subida ou descida da ponta.
- A largura alar também muda com a osteotomia Le Fort, à medida que a maxila avança, a forma muda e a largura aumenta. Este pode não ser o resultado desejado esteticamente e deve ser planeado ao fazer estes movimentos esqueléticos. (6)
- As anomalias nasais que podem ser observadas após a cirurgia maxilar são:

1. Desvio septal
2. Remoção inadequada dos cornetos (com desvio do septo pode aumentar a obstrução)
3. Alargamento da base alar
4. Sobre-rotação da ponta
5. Deformações dorsais ()²

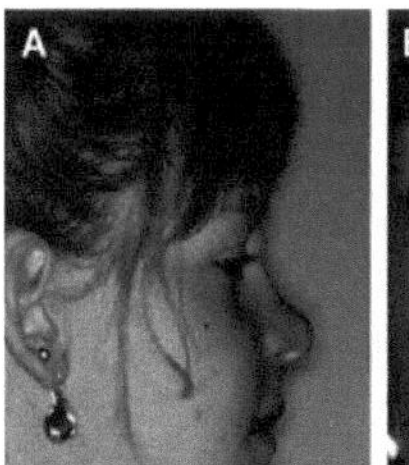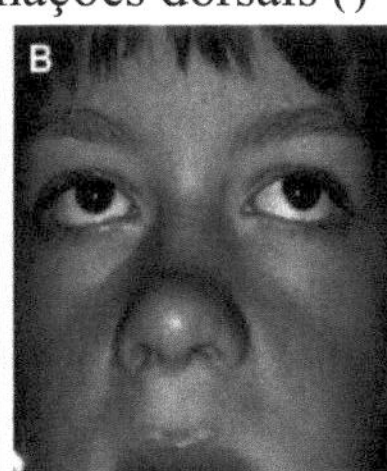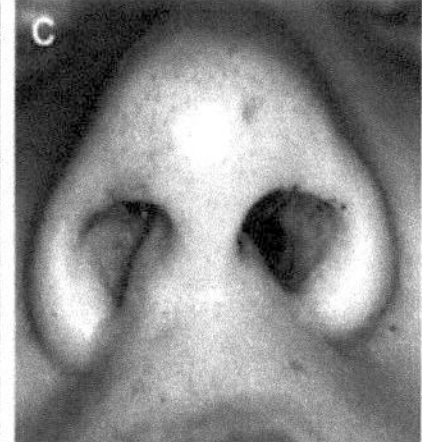

Fig. 12. Profile view (*A*), frontal view (*B*), and worm's eye view (*C*) of nasal deformities after orthognathic surgery. Tip over-rotation (*A, B*) illustrated along with septal deviation (*C*).

Taken from © Megan T. Robl, Brian B. Farrell, Myron R. Tucker. Complications in Orthognathic Surgery A Report of 1000 Cases. Oral Maxillofacial Surg Clin N Am 26 (2014) 599–609

- Gestão:

A correção septal pode ser realizada no pós-operatório, se necessário, através de uma abordagem intra-oral.

Os seguintes passos podem ser utilizados: O septo é dissecado do assoalho e a porção mais inferior é ressecada para permitir o reposicionamento passivo. Pode então ser suturado de volta à espinha nasal anterior (ENA).

Para a prevenção da deformidade nasal após a cirurgia, deve-se reduzir o SNA para evitar a rotação excessiva da ponta nasal. A torção do dorso e o desvio da ponta podem estar relacionados a uma redução inadequada do septo. Uma sutura de cinch da base alar é colocada no final do procedimento para controlar a largura, porque a reflexão do tecido mole leva ao alargamento do nariz. (2)

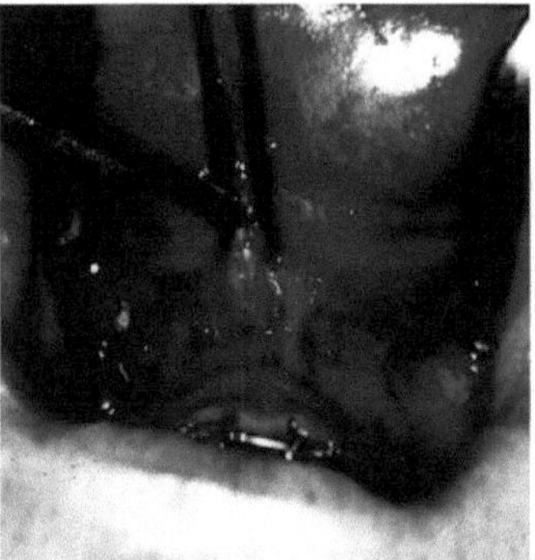

Fig. 13. Intraoral approach to septal correction.

Taken from © Megan T. Robl, Brian B. Farrell, Myron R. Tucker. Complications in Orthognathic Surgery A Report of 1000 Cases. Oral Maxillofacial Surg Clin N Am 26 (2014) 599–609

ii. Insuficiência respiratória

- As complicações relacionadas com o sistema respiratório incluem obstrução das vias aéreas, atelectasia, pneumonia, pneumomediastino e pneumotórax.
- As causas de insuficiência respiratória que ocorrem

após a cirurgia ortognática são a estimulação por um tubo utilizado na anestesia, a elevação ou lesão da mucosa nasal, a redução da cavidade nasal, a fixação intermaxilar, a aspiração de sangue, o longo tempo de operação e o influxo de ar através do plano fascial do pescoço.

- A dispneia causada por hemorragia ou secreções acumuladas pode ser prevenida evitando a ventilação excessiva durante a anestesia geral e minimizando o trauma intra-operatório.

- A pneumonia por aspiração pode ocorrer quando alimentos, saliva ou secreções nasais entram na árvore brônquica. A taxa de pneumonia por aspiração após cirurgia ortognática é de aproximadamente 0,01% a 0,03%.

- Choi et al. afirmaram que é preciso estar ciente do facto de que o espaço das vias aéreas pode ser significativamente reduzido devido ao movimento posterior da mandíbula durante a SSRO.

- Os potenciais problemas pós-operatórios podem ser evitados através da previsão do risco de insuficiência respiratória e da determinação da quantidade adequada de recuo.

- Para pacientes de classe III com pontuações pré-operatórias elevadas de Mallampati, apenas é aconselhado um pequeno recuo mandibular. (7)

ii. Sinusite maxilar

- Os seios nasais enchem-se de sangue após a cirurgia de Le Fort. Este sangue será drenado e absorvido ao longo do tempo num seio saudável que possa drenar corretamente. Os doentes podem desenvolver infecções do seio nasal ou sinusite crónica quando os ósteos ficam bloqueados, quando os enxertos ósseos, autógenos ou

alogénicos, ficam sequestrados no seio nasal ou quando
o septo nasal se desvia devido à compressão da maxila
durante a cirurgia de impactação.
(6)

- **Causas:** (13)
    Devido a uma exacerbação cirúrgica de uma
    infeção sinusal subjacente anterior
    Fragmentos ósseos da osteotomia deixados no seio
    Alterações anatómicas do complexo osteo-meatal

iii. Ressonar e apneia obstrutiva do sono

- O ressonar ou a apneia obstrutiva do sono (AOS) podem
  desenvolver-se após uma cirurgia ortognática, uma vez
  que a posição do osso hioide se altera e as vias
  respiratórias se tornam mais estreitas.
  - Certos procedimentos ortognáticos podem induzir
    uma alteração adversa e não adaptável nos maxilares
    e no PAS (espaço aéreo posterior) que promove ou
    agrava um distúrbio respiratório como a AOS. (21)
  - O movimento posterior da mandíbula por uma grande
    distância pode levar ao desenvolvimento de AOS
    numa idade mais avançada, e requer uma
    monitorização pós-operatória consistente.
  - Além disso, quando a distância de recuo mandibular
    é grande, a cirurgia de maxilar duplo, na qual é
    efectuado o avanço anterior da maxila, pode ser
    considerada para evitar o desenvolvimento da AOS.
    (7)
  - Embora a maioria dos pacientes não apresente ronco
    e apneia obstrutiva do sono (AOS) após a cirurgia, há
    certamente uma maior possibilidade em pacientes
    com vias aéreas já comprometidas. Por conseguinte,
    os doentes submetidos a cirurgia ortognática devem

ser rastreados quanto a sonolência diurna excessiva, ressonar, aumento do índice de massa corporal (IMC) e condições médicas relacionadas com a AOS e enviados para uma polissonografia nocturna (PSG) se houver suspeita de AOS. Em seguida, o plano de tratamento proposto pode ser modificado de acordo com o risco de potencial compromisso das vias aéreas ou mesmo para o melhorar. [21]

4. COMPLICAÇÕES DO OUVIDO E DA AUDIÇÃO

- A cirurgia ortognática, monomaxilar ou bimaxilar, prejudica a função da trompa de Eustáquio e pode ser acompanhada de efusão do ouvido médio e perda auditiva. [25]
- A disfunção da trompa de Eustáquio após cirurgia ortognática maxilar tem sido relatada como uma complicação temporária, geralmente devido ao inchaço dos tecidos moles em torno desta estrutura anatómica à medida que passa pela maxila posterior. [7]
- As ligações musculares à trompa de Eustáquio mudam de direção e tensão após a cirurgia maxilar, particularmente com o avanço. A diminuição da função auditiva pode provavelmente ser atribuída a mudanças de orientação da trompa de Eustáquio como resultado desse aumento de tensão. [25]

i. Problema de audição e alterações timpanomiméticas temporárias

- As alterações do ouvido médio após cirurgia ortognática (especialmente cirurgia maxilar) têm sido amplamente documentadas. Pensa-se que isso ocorre devido ao inchaço dos tecidos moles na nasofaringe após a intubação naso-traqueal e também que a osteotomia maxilar pode induzir tração muscular e edema, o que pode levar ao músculo paratubular e à disfunção auditiva. [7][24]

- O edema bloqueia o orifício da trompa de Eustáquio na nasofaringe como resultado da cirurgia. É provável que o fluxo retrógrado de sangue e detritos para a trompa de Eustáquio cause o bloqueio e a disfunção. Essa condição possivelmente leva a um acúmulo de líquido na orelha média, o que é sugerido por mudanças nos padrões da curva timpanométrica imediatamente após a cirurgia. A recuperação gradual da função tubária pode dever-se à diminuição do edema e à melhoria da função dos músculos paratubulares. [26]

- O músculo tensor do véu palatino, que está ligado à lâmina cartilaginosa lateral da trompa de Eustáquio, é geralmente considerado o principal músculo para a abertura da trompa de Eustáquio com o músculo elevador do véu palatino. Se esses músculos forem prejudicados como resultado de uma cirurgia, os padrões de abertura da tuba auditiva tornar-se-ão inconsistentes. [26]

- Alguns sintomas auriculares (zumbido, plenitude, otalgia) e alterações auditivas podem ocorrer como consequência de edema cirúrgico ou linfedema e hematoma. [24]

- A entubação nasotraqueal também pode causar inchaço dos tecidos moles na área nasotraqueal, bloqueando a trompa de Eustáquio e precipitando a efusão do ouvido médio. [24]

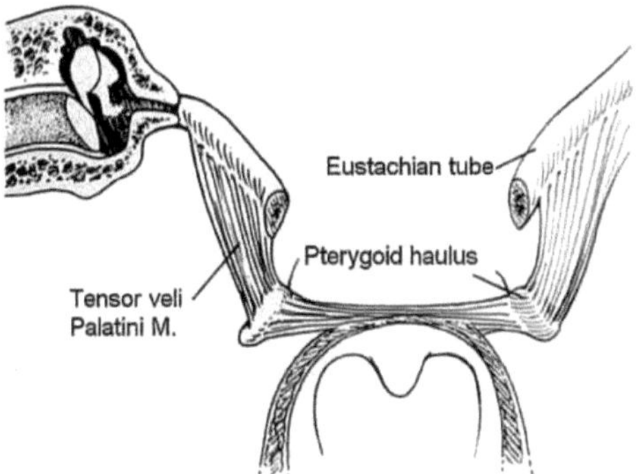

Fig. 7. The relationship between the Eustachian tube and the soft palate.

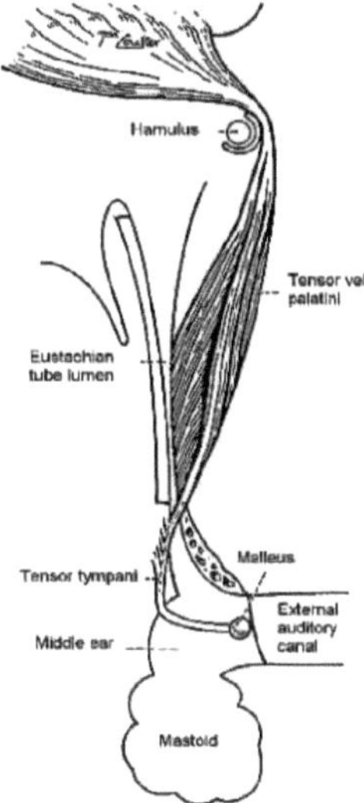

Fig. 6. The tensor veli palatine muscle attachment along the lateral wall of the Eustachian tube, its course around the haumulus of the petrygoid bone, and its attachment into the posterior margin of the hard palate.[3]

Taken from © M. Yaghmaei, A. Ghoujeghi, A. Sadeghinejad, D. Aberoumand, M. Seifi, A. Saffarshahroudi: Auditory changes in patients undergoing orthognathic surgery. Int. J. Oral Maxillofac. Surg. 2009; 38: 1148–1153.

- A diminuição da função auditiva pode ser atribuída, muito provavelmente, a alterações de orientação da trompa de Eustáquio em resultado do aumento e da alteração da tensão muscular. [24]

• O método de patogénese geralmente aceite é a cicatrização ou o comprometimento da musculatura que abre a trompa auditiva e ventila o ouvido médio. O músculo mais importante parece ser o músculo tensor veli palatini, que abre e fecha ativamente a trompa de Eustáquio. O seu comprometimento mecânico pode levar ao mau funcionamento da trompa e à perda da integridade do ouvido médio. ( )[24]

• O tempo médio de acompanhamento das alterações auditivas e da avaliação funcional da trompa de Eustáquio foi entre 6-8 semanas e 6 meses. A perda auditiva às 6-8 semanas de pós-operatório varia de 6 a 38%. ()[24]

• Esta disfunção auditiva é normalmente transitória e geralmente não requer tratamento. No entanto, neste caso, as efusões do ouvido médio estiveram presentes durante mais de dois anos após a cirurgia e podem ter ocorrido devido a disfunção da trompa de Eustáquio secundária a rinossinusite. ()[15]

5. COMPLICAÇÕES OFTÁLMICAS E LACRIMAIS

A etiologia da lesão orbitária pode resultar de "forças transmitidas durante a disjunção pterigomaxilar com um osteótomo ou de fracturas que se estendem à base do crânio ou à órbita associadas à disjunção pterigomaxilar ou à fratura da maxila para baixo".

i. Síndrome do compartimento orbital

• A síndrome do compartimento orbital (SCO) é uma doença potencialmente cega caracterizada por um aumento rápido da pressão intra-orbital.

• Trata-se de uma emergência que ameaça a visão e que

requer uma intervenção urgente para evitar a perda de visão.

* A OCS foi descrita pela primeira vez por Gordon e McCrae em 1950.

* A SCO é mais frequentemente observada no contexto de hemorragia intra-orbitária secundária a traumatismo ou cirurgia. [19]

* **Fisiopatologia e diagnóstico** [18]
    * A órbita tem a forma de um cone e é delimitada por estruturas ósseas em todos os lados, exceto anteriormente, onde é limitada pelo globo e pelo septo orbital. Com hemorragia na
    * No espaço retrobulbar, ocorre expansão dos tecidos moles, causando deslocamento anterior do globo e do septo. À medida que o septo se estende para além do seu limite elástico, a órbita torna-se um espaço fechado e não flexível, desenvolvendo-se uma síndrome do compartimento orbital. O sangramento contínuo nesse espaço confinado eleva a pressão orbital e intraocular, resultando em compressão das estruturas orbitais e isquemia do globo e do nervo ótico.
    * Ao exame externo: exoftalmia do globo (proptose), equimose das pálpebras e tensão palpável dos tecidos moles orbitais com aumento da resistência à retropulsão do globo. A superfície do olho pode revelar hemorragia subconjuntival ou quemose (edema conjuntival). Ao tentar mover o globo, pode haver uma limitação acentuada das ducções (oftalmoplegia externa).
    * A avaliação pupilar é essencial e proporciona uma avaliação objetiva simples da presença de

uma neuropatia ótica. Uma vez que a resposta pupilar direta e consensual à luz é normalmente igual, as pupilas são tipicamente simetricamente reactivas e redondas.

- Uma resposta pupilar anormal, designada por defeito pupilar aferente relativo positivo (DPA) ou, em alternativa, pupila de Marcus-Gunn ou teste da lanterna oscilante positiva, é caracterizada por uma dilatação pupilar inicial paradoxal ao mover rapidamente uma fonte de luz brilhante focada (ou seja, uma lanterna) do olho normal para o olho afetado.
- Os sinais oftalmoscópicos específicos incluem uma pressão intraocular elevada, congestão venosa da retina, pulsações ou oclusão da artéria central da retina, edema da retina e inchaço da cabeça do nervo ótico.
- A monitorização da pressão intraocular, nomeadamente através da tonometria de Schiotz ou da técnica de aplanação, pode ser difícil neste contexto devido à tensão das pálpebras.

Na ausência de uma avaliação formal da pressão intraocular, uma visão da cabeça do nervo ótico que permita a visualização de pulsações arteriais implica que a pressão intraocular e intra-orbital é superior à pressão diastólica sistémica. Isto significa que as pressões orbital e intraocular são perigosamente elevadas; o limite superior normal da pressão intraocular é de cerca de 20 mm Hg.

- **Prevenção** ()[18]

Para minimizar as sequelas devastadoras de uma hemorragia orbital quando se opera nesta região, a aspirina ou os produtos inibidores de plaquetas devem ser evitados no período perioperatório.

Ambas as órbitas devem ser expostas ao cobrir os campos cirúrgicos se houver qualquer risco potencial de hemorragia orbital no intraoperatório. A exposição das órbitas neste contexto permitirá o reconhecimento e o tratamento precoces de uma hemorragia orbital que possa ocorrer durante a cirurgia. Devem ser evitados valores extremos de tensão arterial.

Nos casos em que é utilizada uma anestesia geral, deve ser feito um grande esforço para proporcionar um despertar suave e minimizar a dor e as náuseas. Um doente pouco cooperante, desconfortável e com náuseas desenvolverá um aumento da pressão venosa devido ao esforço ou a uma manobra de Valsalva que provavelmente resultará na exacerbação de uma hemorragia orbital.

* **Tratamento** ( )[18]

Nos casos em que a pressão intraocular orbital não atinge níveis perigosamente elevados, é possível gerir os doentes medicamente com tratamentos tópicos, inibidores sistémicos da anidrase carbónica e agentes osmóticos orais ou intravenosos.

No entanto, no caso de pressões orbitais extremamente elevadas e de um compromisso visual profundo evidente, estas medidas médicas não são suficientes para reduzir rapidamente a pressão orbital. Nesta situação, uma cantotomia e uma cantólise de emergência, quando efectuadas corretamente, podem reduzir rapidamente a pressão orbital.

É importante salientar que a cantotomia lateral, por si só, não reduz adequadamente a pressão intra-orbital. A cantotomia deve ser combinada com a cantólise para reduzir suficientemente a pressão orbital. Uma evacuação do hematoma em evolução geralmente não é viável e é tipicamente desnecessária. Só no caso de um hematoma subperiosteal definido é que a evacuação é eficaz e possivelmente indicada. Invariavelmente, a hemorragia ocorre de forma difusa em toda a órbita.

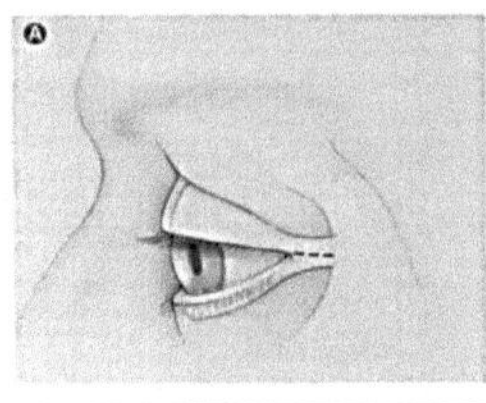
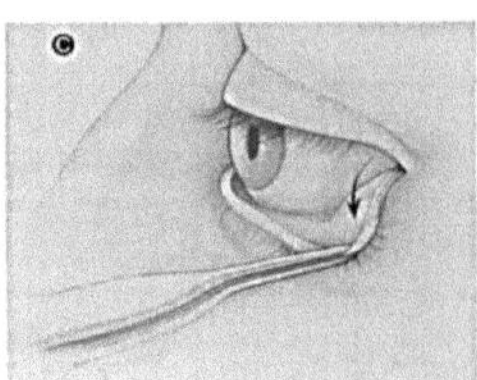
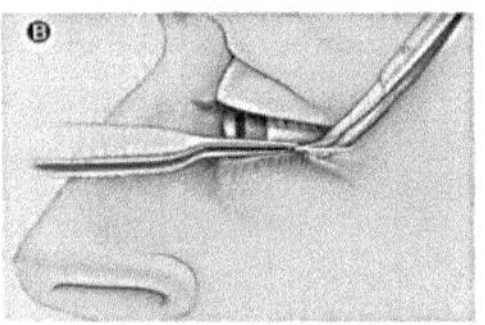

FIGURE 3. Lateral canthotomy and inferior cantholysis. *A*, full-thickness, 1-cm long horizontal incision is made through the lateral canthus with a scissors. If desired, a hemostat may be placed before making the incision, but it is neither recommended nor necessary. *B*, The lower eyelid is grasped at the cut edge with a large toothed forceps. Traction on the lid is directed away from the globe so that the inferior crus of the lateral canthal tendon is palpable. The scissors are placed in a plane perpendicular to the forceps with the blade tips pointing inferomedially in the direction of the tip of the nose. The inner blade is placed just anterior to the conjunctiva and the outer blade is placed beneath the skin. *C* The inferior crus is cut to release the lower eyelid, which will move away from the globe as the forceps continue to apply vertical and anterior traction. Any residual attachments tethering the eyelid are lysed with the scissors. The superior crus may also be incised, if needed. Superiorly, deep dissection is avoided to preserve the lacrimal gland; if the lacrimal gland is incised, additional bleeding usually resolves spontaneously. Illustration by Christine Gralapp, Medical illustrator, San Francisco, CA) (Reprinted with permission).[18]

Taken from © Kasey K. Li, John G. Meara, Peter A.D. Rubin. Orbital Compartment Syndrome Following Orthognathic Surgery. J Oral Maxillofac Surg 53:964-968, 1995

A vantagem da cantotomia lateral e da cantólise é libertar eficazmente o diafragma septal orbital e permitir o movimento anterior do globo e a redução da pressão intra-orbital. É importante perceber que o movimento anterior do globo resultante é benéfico e geralmente não causa uma lesão do nervo ótico por tração no contexto de uma hemorragia orbital.

O nervo ótico e a sua dura-máter estão muito bem aderentes ao canal ótico ósseo e o movimento passivo do globo após a cantotomia e a cantólise não causa tração ao nível do quiasma ótico.

Após a cantotomia e a cantólise, o estado visual deve ser avaliado imediatamente. Em geral, a melhoria da visão pode ser conseguida com tratamento médico e com o recurso à cantotomia e à cantólise.

No entanto, se a visão não melhorar ou se o globo continuar tenso, a descompressão orbital é a última opção cirúrgica. Várias abordagens têm sido descritas na literatura: a parede orbital medial ou lateral, e/ou o assoalho podem ser removidos. No entanto, a descompressão orbital medial através de etmoidectomia externa é o método mais comummente escolhido.

Se houver melhoria clínica após a cantotomia e a cantólise, deve ser realizada uma TAC orbital com cortes axiais e coronais directos.

As feridas de uma cantotomia e cantólise são tipicamente pequenas e cicatrizam bem secundariamente. No entanto, se for necessária uma cantoplastia lateral, esta pode ser efectuada 3 dias a 1 semana mais tarde, quando o inchaço dos tecidos moles tiver diminuído. No reconhecimento de uma síndrome compartimental orbital grave e nas fases pós-operatórias, os esteróides intravenosos adjuvantes são benéficos. Se o doente tiver sido submetido a uma incisão periorbital, a abertura das feridas cirúrgicas pode também ser vantajosa.

ii. **Síndrome da fissura orbital e síndrome do ápice orbital**
   - Foram relatados distúrbios do ápice orbital durante osteotomias Le Fort. Isto tem sido atribuído à propagação atípica da fratura ou à transmissão indireta de forças para a base do crânio durante a disjunção pterigomaxilar. A transmissão indireta de forças de cisalhamento ou concussivas, ou o inchaço do ápice orbital no contexto de anestesia hipotensiva, resultando em neuropatia isquémica, podem ser uma causa potencial da síndrome da fissura orbital. ()[27]
   - O edema pós-operatório após a ligadura transantral

pode transmitir pressão para a fissura orbital superior através da fissura orbital inferior, levando à síndrome da fissura orbital superior e à oftalmoplegia. ( )[16]

- A cegueira com oftalmoplegia total ocorre como resultado da síndrome do ápice orbital, em que tanto a fissura orbital superior como o conteúdo do canal ótico são afectados, o primeiro por edema e o segundo por hematoma em expansão. ( )[16]

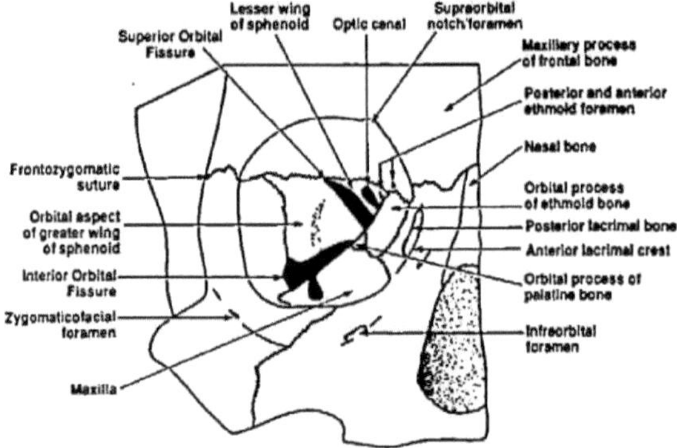

FIGURE 2.   The bony anatomy of the orbital region.

Taken from © Dennis T. Lanigan, Ken Romanchuk, Charles K. Olson, Ophthalmic Complications Associated With Orthognathic Surgery. J Oral Maxillofac Surg 51:480-494, 1993

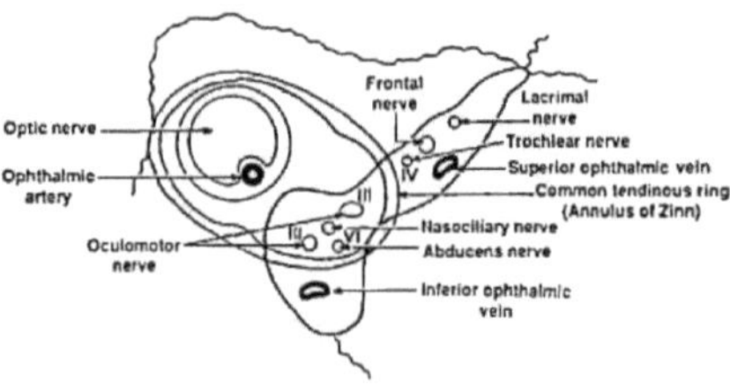

FIGURE 4.   The location of the cranial nerves within the orbit.

Taken from © Dennis T. Lanigan, Ken Romanchuk, Charles K. Olson, Ophthalmic Complications Associated With Orthognathic Surgery. J Oral Maxillofac Surg 51:480-494, 1993

iii.   Hemorragia retrobulbar

- Uma hemorragia retrobulbar no cone muscular leva a um aumento da pressão que pode comprimir e eventualmente ocluir as artérias ciliares posteriores e levar a isquemia da cabeça do nervo ótico anterior e perda de visão. A pressão intraocular pode aumentar ao ponto de comprometer apenas a circulação do disco ótico sem afetar a circulação central da retina. ( )[17]

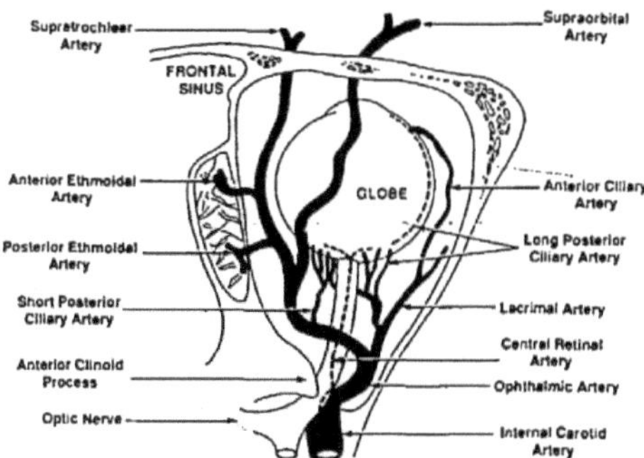

FIGURE 3. The arterial supply to the orbit and globe.

- Causas de hemorragia retrobulbar após osteotomia de Lefort I

    Os vasos arteriais mais provavelmente envolvidos na hemorragia após uma osteotomia Le Fort I são os ramos palatino descendente e esfenopalatino da artéria maxilar

    A hemorragia arterial esfenopalatina pode levar a uma hemorragia na cavidade orbital através de uma ligação da fossa pterigopalatina através da fissura orbital inferior

    Lesão da artéria etmoidal anterior

    Uma terceira possibilidade para a causa da hemorragia retrobulbar é que forças de cisalhamento ou de tração no momento da disjunção pterigomaxilar tenham rompido um vaso na órbita.

Uma quarta opção é a possível lesão da artéria infra-orbital ou de uma tributária aquando da colocação do fio de suspensão infra-orbital. ()[17]

- Hueston sugeriu que, durante uma hemorragia retrobulbar, a retina ou o nervo ótico só podem tolerar a isquémia durante 60 a 90 minutos. Se não houver uma intervenção imediata, podem ocorrer sequelas visuais permanentes.

iv. Cegueira
- A perda de visão após a cirurgia pode ser causada por (1) neuropatia ótica isquémica (anterior e posterior); (2) lesão do nervo ótico por oclusão da artéria central da retina; ou (3) lesão da área ótica do hemisfério cerebral, incluindo apoplexia hipofisária, trato ótico, radiação ótica e córtex do lobo occipital.
- A transmissão visual viaja desde a retina, nervo ótico, quiasma ótico, trato ótico, corpo geniculado lateral, radiação ótica e para o córtex visual no lobo occipital. Se ocorrerem lesões após o quiasma ótico, ambos os olhos serão afectados.

- Podem ocorrer dois tipos de lesões, nomeadamente a neuropatia ótica isquémica anterior ou a neuropatia ótica isquémica posterior. A neuropatia ótica isquémica anterior resulta quer da obstrução da artéria ciliar posterior, que fornece a papila ótica, quer do desequilíbrio entre a artéria e a pressão intraocular, atribuível à hipotensão sistémica. Se apenas um olho for afetado, a congestão e/ou o inchaço da papila ótica, detectados à fundoscopia, podem estar presentes na fase inicial e ser graves na fase tardia. O reflexo direto da pupila do olho afetado é lento.

- A neuropatia ótica isquémica posterior resulta da obstrução dos vasos piais, que provêm das artérias colaterais que surgem diretamente da artéria oftálmica, fornecendo a parte posterior do nervo ótico, e pode causar (1) defeitos do campo visual por vezes combinados com diminuição da acuidade visual, (2) ausência de reflexo pupilar direto e (3) ausência de edema ou hemorragia da papila ótica e da retina do olho afetado.
- A perda de visão é uma complicação rara mas grave na cirurgia ortognática. Os factores que contribuem para esta situação incluem fracturas imprevistas, hemorragia maciça ou anemia grave, anestesia hipotensiva, pressão inadequada sobre o globo ocular ou anomalias da artéria carótida interna. [20]

- **Causas** -
  1. Uma fratura da base do crânio relacionada com uma disjunção pterigoide alta devido a osso espesso de uma osteotomia anterior. [1] - Ao realizar a osteotomia Le Fort I, a separação inadequada da junção pterigomaxilar resultará em fracturas que se estendem às placas pterigóides, ao osso esfenoide, ao pavimento orbital, ao canal ótico ou à base do crânio. Pode danificar o nervo ótico ou o seu fornecimento vascular. De acordo com Renick e Symington e Robinson e Hendy, a separação da junção pterigomaxilar pode causar fracturas imprevistas em cerca de 58% a 75% dos casos e estas fracturas podem não ser vistas na tomografia computorizada. Quando ocorre uma deficiência visual inesperada, devemos considerar este tipo de problema em primeiro lugar e deve ser prescrito um tratamento empírico o mais rapidamente possível. [20]
  2. Um fragmento de osso muito próximo ou no nervo

ótico canalicular. (1)

3. Rutura de um aneurisma (na junção das artérias cerebrais basilar e posterior direita ou no segmento oftálmico da artéria carótida interna). (1)

4. Hemorragia e lesão hipóxica dos gânglios basais e do nervo ótico. (1) - A hemorragia da artéria palatina descendente ou da artéria esfenopalatina na osteotomia Le Fort I pode causar hipotensão sistémica. A hemorragia da fossa pterigopalatina pode entrar na cavidade orbital através da fissura orbital inferior e comprimir o globo. A anemia grave não causa neuropatia ótica isquémica até ser combinada com hipotensão. Recomenda-se a utilização da broca para efetuar a osteotomia horizontal da parede lateral do seio maxilar e do osteótomo para a separação pterigomaxilar e, em seguida, a tração manual ou a tração com fio para a fratura descendente do maxilar, em vez da "pinça de desimpactação". Pode evitar a fratura imprevista das placas pterigóides, que causará uma hemorragia maciça da artéria palatina descendente ou se estenderá à órbita. A hipóxia dos gânglios basais pode ser a principal causa de perturbações neuropsiquiátricas e motoras. Os gânglios basais actuam com uma caraterística de ajuste nos circuitos cortical-estriatal-tálamo-cortical que ligam a função motora do córtex cerebral e o centro comportamental/emocional do sistema límbico. Consequentemente, as alterações patológicas dos gânglios basais provocam perturbações motoras, por exemplo, síndroma extrapiramidal e anomalias emocionais. A hipóxia dos gânglios basais também pode ser induzida por paragem cardíaca, hipotensão grave ou asfixia. Os

gânglios basais são facilmente lesados pela hipóxia devido aos seguintes factores (1) os circuitos cortical-estriatal-tálamo-cortical produzem uma grande quantidade de glutamato, quando em hipóxia, que danifica os gânglios basais; (2) o vaso que alimenta os gânglios basais é a artéria lenticulostriada lateral, que é longa e estreita; a hipóxia também afecta a cápsula interna e a radiação ótica resulta em deficiência visual; (3) a hipóxia pode aumentar a permeabilidade dos vasos nos gânglios basais, ocorrendo então lesão de reperfusão. [20]

v.   Oftalmoplegia

- Foi demonstrado que as fracturas da base do crânio resultam em lesões dos nervos cranianos que conduzem a oftalmoplegia. As lesões dos nervos podem resultar da compressão direta do nervo envolvido ou indiretamente da pressão do edema e do hematoma.
- O edema ascendente e a formação de hematoma a partir da fossa pterigopalatina também podem resultar em oftalmoplegia. [17] *

vi.   DiminuiçãoZFalta de lacrimejamento

- A diminuição do reflexo de lacrimejamento após cirurgia ortognática maxilar é rara. A ausência de lacrimejamento foi registada após a osteotomia Le Fort I.
- **Causas -**
  A Lesão dos nervos petrosos maiores ou vidianos, que pode interromper o fornecimento parassimpático à glândula lacrimal. [1]

  A lesão do gânglio pterigopalatino durante a cirurgia resulta na redução do lacrimejamento reflexo. Durante a disjunção pterigomaxilar e maxilar, a

Se a fratura descendente associada a uma osteotomia LeFort I, as fracturas de alto nível da placa pterigoide podem ocorrer perto da base do crânio e podem perturbar o conteúdo da fossa pterigopalatina. ( )[23]

As fracturas aberrantes podem também estender-se à base do crânio, a áreas como o forame lacerante, o canal pterigoide e o seio esfenoidal, ou à órbita, incluindo a fissura orbital inferior e o canal ótico.

Devido à complexidade do suprimento nervoso envolvido com o lacrimejamento, há um potencial para que o dano tenha ocorrido em vários níveis, resultando em olho seco e não apenas em uma lesão do gânglio pterigopalatino. Os nervos podem ser imobilizados entre fragmentos ósseos ou lacunas de fracturas, levando a danos nervosos no gânglio pterigopalatino, fibras parassimpáticas pós-ganglionares e no ramo zigomático do nervo maxilar. Em particular, as fibras parassimpáticas pós-ganglionares são fibras não mielinizadas e são mais vulneráveis a danos do que as fibras mielinizadas; assim, essas fibras podem ser danificadas seletivamente sob quantidades iguais de força externa. ( )[23]

Outras explicações possíveis para a perda do reflexo de lacrimejamento incluem a propagação da resposta inflamatória pós-cirúrgica à região do gânglio pterigopalatino, causando danos nos tecidos próximos ou nas artérias palatinas ou maxilares descendentes, que por sua vez causam danos isquémicos no gânglio pterigopalatino. [23]

- A melhor maneira de minimizar a ocorrência desse

tipo de complicação seria utilizar um método de separação pterigomaxilar que minimizasse a chance de uma fratura da placa pterigoide de alto nível, como o uso de uma serra micro-oscilante. [23]

vii. Rasgões excessivos
* **Causa** - lesão do ducto naso-lacrimal. [1]

viii. Hemolacria (hemorragia dos pontos lacrimais)
Causa - resultado de um pequeno traumatismo cirúrgico dos vasos da parede nasal acompanhado de uma pequena laceração do ducto nasolacrimal. [1]

ix. Obstrução do ducto naso-lacrimal
* A obstrução do ducto nasolacrimal (NLDO) após cirurgia ortognática maxilar é rara.
* A ausência de um NLDO após a osteotomia LeFort I é razoável porque a distância entre a abertura nasal do NLD e os níveis de osteotomia deve ser de pelo menos 5 mm.
* A distância normal entre a abertura nasal do NLD e o pavimento nasal é de 11-17 mm. A osteotomia LeFort I deve ser efectuada 5 mm acima do pavimento nasal.
* A parte distal a proximal do NLD é vulnerável a ser obstruída após a osteotomia maxilar.
* A obstrução do ducto nasolacrimal após cirurgia ortognática pode desenvolver-se devido a uma resposta inflamatória pós-cirúrgica a uma lesão indireta do ducto nasolacrimal no momento da cirurgia. As alterações inflamatórias secundárias associadas a uma lesão indireta do NLD conduzem à obstrução. Esta pode ser tratada através de dacriocistorrinostomia com uma elevada taxa de sucesso. [11]

6. ALTERAÇÕES NO DISCURSO
i. Disfunção velofaríngea

- A válvula velofaríngea é responsável pela produção dos sons da fala oral. A disfunção velofaríngea (VPD) é uma condição em que a válvula velofaríngea não se fecha de forma consistente e completa durante a produção de sons orais. [22]

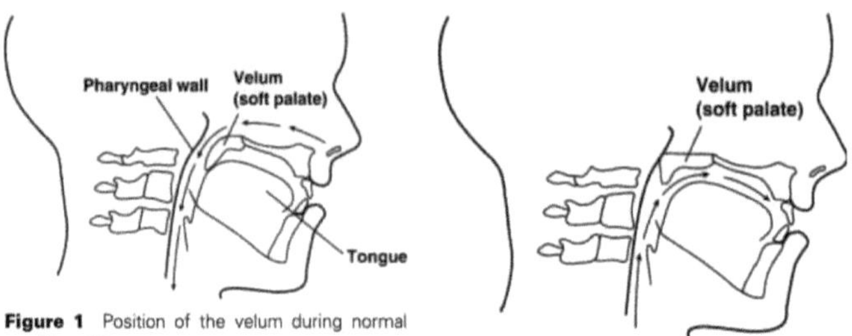

Figure 1 Position of the velum during normal nasal breathing.

Figure 2 Position of the velum during normal oral speech.

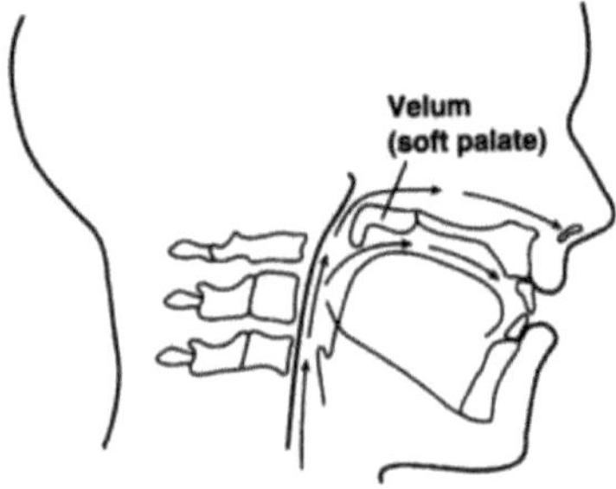

Figure 4 Velopharyngeal insufficiency due to a short velum.

Taken from © Ann W. Kummer. Types and Causes of Velopharyngeal Dysfunction. Seminars in speech and language/volume 32, number 2 2011.

- A retrusão da face média e a má oclusão de classe III são comuns em pacientes com história de fenda palatina. O avanço da maxila, através de cirurgia ortognática ou distração, é normalmente feito para normalizar a oclusão e o perfil facial. Isto resulta numa melhoria dramática da estética facial, e a correção da oclusão resulta frequentemente numa melhor articulação, particularmente dos sons sibilantes. ( )[22]

- No entanto, o avanço da maxila pode ter um efeito negativo na função velofaríngea, porque o movimento anterior da maxila resulta no movimento da borda posterior do palato duro, com as suas ligações ao palato mole, aumentando a profundidade da faringe. O aumento da profundidade é principalmente um risco para indivíduos com história de fenda palatina ou anomalia velar. ( )[22]

7. INFECÇÕES

- A infeção (aguda ou crónica) pode ocorrer após uma osteotomia, mas é muito rara.
- As infecções pós-operatórias incluem celulite, abcesso, sinusite maxilar e osteomielite. As taxas de infecções pós-operatórias são baixas graças às técnicas assépticas, aos cirurgiões. [7]
- **Factores que influenciam a infeção das feridas -** contaminação bacteriana durante e imediatamente após a cirurgia, a idade do doente, a duração do procedimento cirúrgico e o corte das fontes de nutrição dos segmentos ósseos (elevação extensa dos tecidos moles à volta do osso, lesão dos vasos).[28]
- **Gestão -**
  1. **Infecções menores** - As infecções menores eram as que demonstravam infecções superficiais da ferida e eram tratadas com pequenas incisões e drenagem com cobertura antibiótica contínua.
  2. **Infecções graves** - As infecções graves foram definidas como aquelas que exigiam um desbridamento mais agressivo, enxerto ósseo, ou

ambos. [2]

* **Profilaxia**

    A utilização profiláctica de cefalosporinas de primeira geração, como a cefazolina, parece ser mais eficaz do que a penicilina e a clindamicina na prevenção de ISC em cirurgia ortognática.

    Além disso, a cirurgia bimaxilar, os procedimentos mandibulares e a duração da cirurgia podem exigir uma profilaxia antibiótica mais eficaz. ( )[29]

8. LESÕES DOS TECIDOS MOLES

* Podem ocorrer lesões dos tecidos moles durante várias fases da cirurgia. Por exemplo, a tração prolongada do lábio ou da mucosa para fixar o campo operatório e facilitar o acesso durante a aplicação da fixação de fios na boca para fixar a mandíbula pode causar lesões ou lacerações quando os instrumentos cirúrgicos raspam os tecidos moles. Deve ser evitada a tração excessiva e prolongada dos tecidos moles e os lábios superior e inferior devem ser protegidos através da aplicação de vaselina ou pomada antibacteriana antes e depois da cirurgia para evitar a laceração e abrasão dos tecidos moles. ( )[30]

* Os tecidos gengivais e palatinos nestes locais também podem ser feridos por lacerações causadas por instrumentos afiados ou brocas rotativas e durante as osteotomias, bem como por esmagamento dos tecidos quando os segmentos são colapsados durante uma osteotomia segmentar. A atenção a estes pormenores evitará lesões nestes locais e a utilização de cirurgia segmentar pode ser feita de uma forma previsível com bons resultados.

* As lacerações dos tecidos moles do palato duro ou da

mucosa alveolar também podem ocorrer com a utilização incorrecta de instrumentos de corte. Esta lesão dos tecidos moles pode levar à necrose dos tecidos moles e, possivelmente, ao comprometimento vascular do osso nestas áreas.

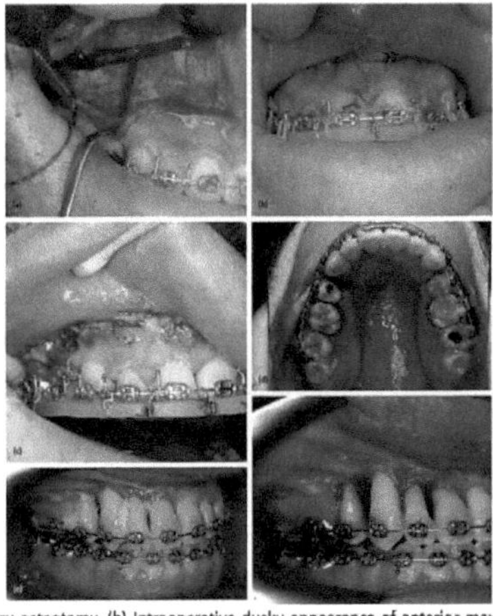

Fig. 5.4. (a) Segmental maxillary osteotomy. (b) Intraoperative dusky appearance of anterior maxillary gingiva indicating vascular compromise. (c) 1-week appearance of necrotic gingival tissues. (d) 1-week appearance of palate without significant vascular compromise. (e) 3-week appearance prior to HBO therapy. (f) 2-month appearance after HBO therapy. Tooth loss and bone grafting is required.

- Clinicamente, o compromisso vascular pode levar à formação de fístulas orais-antrais ou oro-nasais ou à formação de sequestros. O paciente pode até perder um segmento inteiro de dentes. Estas lesões dos tecidos moles são melhor tratadas de forma muito conservadora no bloco operatório.
- A elevação de retalhos para fechar estes defeitos pode comprometer ainda mais o fornecimento de sangue ao osso maxilar subjacente e levar à necrose avascular.
- No período pós-operatório, estas comunicações são melhor tratadas de forma conservadora com irrigação e cobertura dos tecidos com uma tala não compressiva para permitir a cicatrização da mucosa.

* Deve ser considerada a possibilidade de uma oxigenoterapia hiperbárica adjuvante para limitar a extensão e o grau de necrose.

  * O encerramento formal, se necessário, pode ser efectuado mais tarde com retalhos locais ou distantes, depois de ocorrer a vascularização do maxilar e a cicatrização dos segmentos ósseos. [6]

9. COMPLICAÇÕES ÓSSEAS

i. Necrose do segmento ósseo

* A necrose avascular pode ocorrer entre os cortes de osteotomia na cirurgia segmentar da maxila. [2]
* **Os factores contribuintes associados à necrose avascular incluem** [2]
  1. Tabagismo (impacto local e sistémico)
  2. Desenho da osteotomia
  3. Conceção e gestão de abas
  4. Movimento/rotação do segmento
  5. Esticar e comprimir o tecido
  6. Talas
* **Gestão:** [2]
  1. Verifique se não há impacto da tala
  2. Elimine a mobilidade
  3. Utilize um penso de tecido, como uma gaze com vaselina
  4. Podem ser utilizados antibióticos (locais ou sistémicos)
  5. O oxigénio hiperbárico pode ajudar a uma demarcação mais expedita dos tecidos vitais e não vitais.
  6. Proceda ao desbridamento apenas quando e onde a área de necrose estiver bem demarcada. Deve ser removido um mínimo de osso, geralmente envolvendo apenas sequestros necróticos. A área

deve ser deixada a granular. Em última análise, a
área pode exigir a remoção de dentes com
subsequente enxerto ósseo e colocação de
implantes.

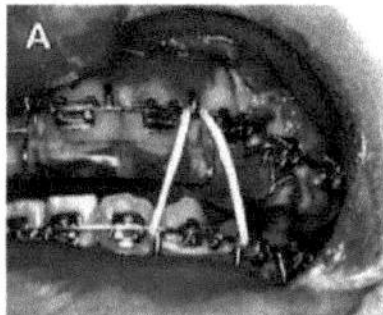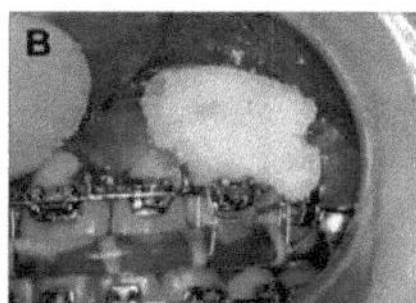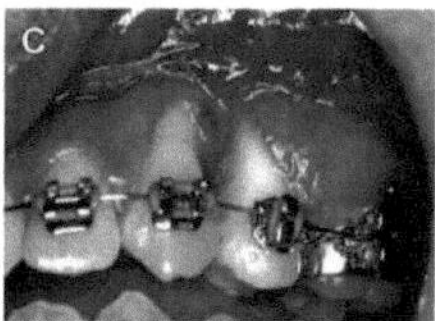

Fig. 11. (*A*) Avascular necrosis. Tissue appearance immediately after surgery ultimately managed with Vaseline gauze (*B*). (*C*) Appearance 2 months after surgery.

Taken from © Megan T. Robl, Brian B. Farrell, Myron R. Tucker. Complications in Orthognathic Surgery A Report of 1000 Cases. Oral Maxillofacial Surg Clin N Am 26 (2014) 599–609

ii. Sequestro ósseo

- A formação de seques pode resultar de vários problemas de comprometimento vascular dos locais de osteotomia.
- Na cirurgia do maxilar, podem formar-se sequestros nos seios maxilares após a cirurgia, porque não se reparou que parte das paredes do maxilar podem ter-se fracturado durante a fratura descendente e foram removidas antes de colocar o maxilar em fixação.
- Na mandíbula, a ponta da osteotomia IVRO pode sequestrar-se, uma vez que é muito fina, e pode desvascularizar-se em vez de cicatrizar. Estes pacientes apresentam inchaço do espaço bucal e, por vezes, formação de abcessos.
- O paciente com osteotomia sagital bilateral dividida (BSSO) também pode sequestrar osso. A utilização de placas ósseas ao longo da borda fina do bordo superior do segmento proximal pode levar à fratura patológica deste segmento sequestrado, uma vez formado o sequestro. Estes doentes também apresentam dor e inchaço na região do osso sequestrado.
- Em todos os casos, os pedaços de osso sequestrados têm de

ser desbridados para permitir a cicatrização correcta das feridas.

- A perda do ângulo goníaco da mandíbula secundária à remodelação de um segmento proximal mal posicionado é também uma complicação conhecida da osteotomia sagital do ramo dividido. Isto é normalmente observado no pós-operatório durante o processo de cicatrização, quando o segmento proximal não foi posicionado e estabilizado corretamente. Uma vez que isso ocorre, o defeito angular de tecido mole criado geralmente precisará de um enxerto para aumentar essa região para um resultado estético aceitável. (6)

iii. Atrasado/não sindicalizado

- A união tardia ou a não união de um local de osteotomia pode ocorrer como resultado de uma má cicatrização dos tecidos duros e moles.
- O risco de não união é elevado quando é efectuada uma fixação inadequada após uma fixação não rígida utilizando materiais como fios, e quando o deslocamento anterior de um segmento ósseo é grande, ou quando é efectuado um avanço maxilar superior a 6 mm.
- As prematuridades oclusais pós-operatórias e os splints construídos incorretamente podem interferir com a estabilização e cicatrização dos segmentos ósseos.
- A união e a não união tardias também podem ocorrer em doentes com doenças sistémicas que também têm uma cicatrização de feridas comprometida. (7)

iv. Desarticulação vómero-esfenoidal

- A desarticulação vómero-esfenoidal pode resultar da utilização incorrecta do osteótomo septal ou da utilização do osteótomo septal na direção errada durante a osteotomia da maxila.

- O osteótomo deve ser utilizado com precisão ao longo do pavimento nasal. Pode sentir resistência óssea quando o osteótomo está em contacto com o vómer. Se for observada mobilidade do vómer após a fratura do maxilar para baixo, o maxilar é deixado na sua posição atual.

- Uma ressecção excessiva da maxila pode aumentar o risco de laceração da membrana mucosa e de hemorragia.
- No entanto, a maxila não tem de ser reposicionada para a sua localização original se o vómer tiver sido completamente separado. A perda grave de função não ocorre mesmo após a remoção do vômer. (7)

9. COMPLICAÇÕES VASCULARES
i. Compromisso vascular
- Com a osteotomia degloving e o reposicionamento dos elementos esqueléticos faciais, há uma redução do fornecimento de sangue ao segmento osteotomizado.
- O compromisso vascular afecta não só o componente esquelético, mas também a dentição e os elementos de tecido mole associados (polpa, periodonto e gengiva). No entanto, na maioria dos casos, este compromisso vascular é transitório e não tem impacto clínico significativo no resultado.
- A vascularização do segmento fraturado inferior de LeFort I é derivada principalmente do palato mole e do pedículo do tecido mole bucal, porque os vasos palatinos maiores são frequentemente divididos durante a osteotomia e a mobilização.
- Embora a redução do suprimento sanguíneo seja transitória, tem sido descrita a desvitalização dos dentes,

defeitos gengivais periodontais e perda óssea segmentar. Estes têm sido frequentemente atribuídos a incisões que podem comprometer a vascularização, remoção do periósteo, mucosa palatina comprometida (secundária a cirurgia prévia de fenda palatina), osteotomias interdentais ou segmentares com perda da gengiva aderida, e expansão transversal com remoção excessiva da mucosa palatina.

- Quando a cianose da gengiva é observada no intraoperatório e a vascularização não retorna com a reversão da hipotensão, deve-se pensar em retornar a maxila à posição original e reavaliar a abordagem cirúrgica. [31]

  - As sequelas de uma vascularização insuficiente podem variar desde a desvitalização dos dentes, passando por defeitos periodontais, perda de dentes, perda de segmentos importantes do osso alveolar, até à perda de toda a maxila. [32]

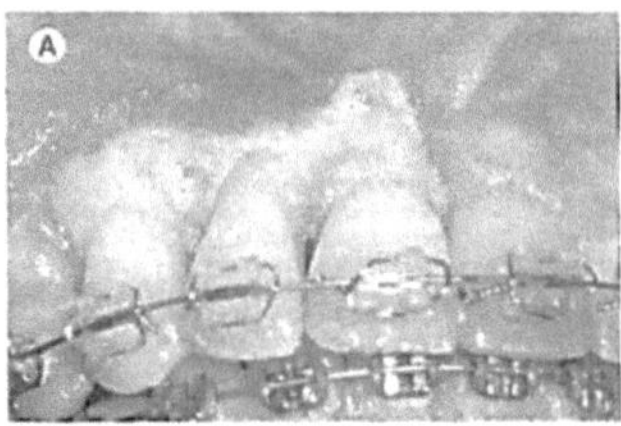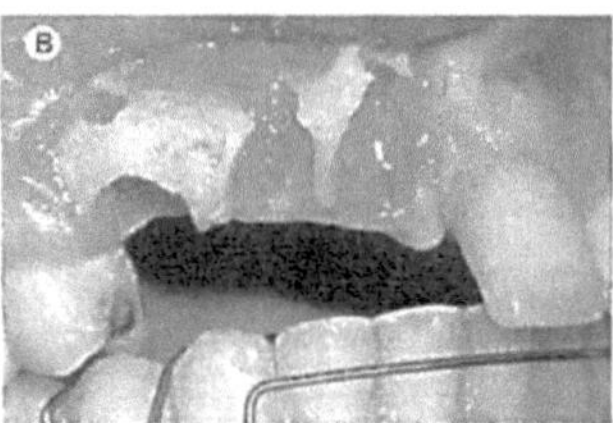

FIGURE 1. Aseptic necrosis following maxillary surgery. A, Appearance 2 weeks postoperatively following a four-piece maxillary osteotomy. Note the sloughing of gingivae and alveolar bone in the right anterior maxilla. B, Appearance 3 weeks later following hyperbaric oxygen treatment and before the definitive debridgement. The patient has lost the right maxillary central and lateral incisors and canine.

Taken from © Dennis T. Lanigan, Juliana H. Hey, Roger A. West. Aseptic Necrosis Following Maxillary Osteotomies: Report of 36 Cases. J Oral Maxillofac Surg 48:142-156, 1990.

- Graus subtis de necrose asséptica, com perda de vitalidade dentária, podem ocorrer muito mais frequentemente do que é clinicamente aparente após a cirurgia maxilar, porque sinais e sintomas clínicos óbvios frequentemente não acompanham esta situação. [32]

ii.   **Hemorragia grave**
  * A hemorragia nasal pós-operatória após a osteotomia de LeFort I resolve-se normalmente de forma espontânea, mas pode necessitar de tamponamento.
  * A hemorragia contínua requer tratamento e avaliação adicionais. O tamponamento nasal anterior e posterior com libertação da fixação maxilomandibular pode ser necessário para a hemostasia.
  * Se a hemorragia persistir, deve ser seguida de angiografia com possível embolização e exploração cirúrgica.
  * A ligadura da carótida externa é o último recurso para o controlo hemostático. Quando não ligada, a artéria palatina descendente é a principal fonte de sangramento pós-operatório da osteotomia LeFort I. Normalmente, ela é lesada durante a osteotomia da parede nasal póstero-lateral. Embora tais lesões possam ser evitadas parando a osteotomia no osso palatino e mantendo-a o mais baixo possível perto da tuberosidade, é na realidade difícil de evitar. Uma vez fracturado, o cirurgião deve procurar o palatino descendente e controlá-lo.
  * Os ramos arteriais maxilares internos podem ser parcial ou completamente transectados durante a osteotomia da parede maxilar posterior e a separação pterigopalatina. Quando isto ocorre, é geralmente melhor completar a fratura descendente e controlar a hemorragia com um clipe vascular e electrocautério bipolar sob visualização direta, após o tamponamento temporário e a utilização de vários agentes hemostáticos. ()[31]

ii.   **Tromboembolismo venoso**
  * O tromboembolismo venoso (TEV), embora raro após

uma cirurgia ortognática, é uma complicação comum que ocorre a uma taxa de 90 milhões de casos por ano nos Estados Unidos.

- O TEV desenvolve-se em resultado de lesões da parede vascular devido a hospitalização prolongada, imobilidade, hipoxia local que induz coágulos sanguíneos, anestésicos, cirurgia e traumatismo. [7]

iii. Pseudoaneurisma

- O pseudoaneurisma (fístula arteriovenosa) é definido como uma dilatação focal anormal de uma parede arterial. É um tipo de falso aneurisma que faz com que os vasos sanguíneos sejam compostos por tecido fibroso. O pseudoaneurisma raramente se desenvolve após cirurgia ortognática e pode causar sintomas como inchaço facial, hemorragia tardia e desenvolvimento de uma massa mole pulsátil.
- Os "falsos aneurismas" (a sua parede não tem íntima, média e adventícia, ao contrário dos "aneurismas verdadeiros") são causados por uma laceração tangencial incompleta da parede arterial, que mantém o fluxo sanguíneo através da artéria lesada, ao mesmo tempo que a hemorragia ocorre nos tecidos moles perivasculares. O efeito de massa do hematoma resultante aumenta a pressão periarterial e pára a hemorragia. Em seguida, dá-se a organização da recolha de sangue e o tecido conjuntivo perivascular forma um saco, com uma pseudocápsula fibrosa exterior e um revestimento endotelial interior ("pseudoíntima"), à volta e ligado ao lúmen do vaso rasgado. Esta massa é geralmente pulsátil e, quando o hematoma sofre cavitação, pode aumentar progressivamente com a pressão arterial, terminando em rutura.

- A apresentação clínica mais frequente é a epistaxe posterior unilateral refractária ao tratamento conservador, ocorrendo desde 5 horas até mesmo 11 semanas após a cirurgia. Estas são complicações excepcionais da cirurgia ortognática, uma vez que o pequeno tamanho da maioria dos vasos faciais torna improvável a sua transecção parcial. Nesses casos, geralmente envolvem o sistema arterial maxilar interno.

- A artéria palatina descendente (maior) é o vaso mais vulnerável durante uma osteotomia Le Fort I, dada a sua localização na fossa pterigopalatina, mas o ramo esfenopalatino pode apresentar lesões semelhantes. A lesão do vaso ocorre provavelmente quando a tuberosidade maxilar é separada das placas pterigóides com um osteótomo, ou durante o procedimento de fratura descendente.

- A angiografia deve ser efectuada prontamente para qualquer evento hemorrágico - não responsivo ao tratamento convencional - que ocorra duas semanas ou mais após uma osteotomia Le Fort I. A angiografia também mostra o desenvolvimento de fluxo colateral de outras árvores vasculares que podem contribuir para o problema ou para o fracasso do seu tratamento.

- Foram utilizados diferentes materiais de embolização para o tratamento de pseudoaneurismas: gelfoam, bobinas de Gianturco, bobinas de aço inoxidável com fibras de gelatina ou Dacron, fios-guia, balões destacáveis, N-butil cianoacrilato, coágulo autólogo, álcool polivinílico, bobinas de platina complexas, bobinas destacáveis de Guglielmi.

- Dispositivos como as micromolas de platina destacáveis mecanicamente (nunca antes relatadas) ou electroliticamente são agora o material de eleição, uma vez que permitem um encerramento mais controlado da lesão, evitando o crescimento da parede "falsa" do pseudoaneurisma e o risco de migração do material de embolização para a anastomose carotídea interna-externa.

- A embolização continua a estar contra-indicada em doentes com alergia a meios de contraste iodados (embora o gadolínio tenha sido utilizado como meio de contraste alternativo nestes doentes) ou com ateromatose grave da bifurcação carotídea.
- Outras possibilidades terapêuticas são mais agressivas e principalmente cirúrgicas: a ligadura transantral da AMI pode ser muito difícil após cirurgia ortognática, devido à alteração da anatomia do antro, retração arterial pós-cirúrgica, hemorragia, etc. A ligadura proximal da AIM ou da artéria carótida externa pode permitir o enchimento colateral do pseudoaneurisma à distância, e depois há nova hemorragia. [33]

11. COMPLICAÇÕES NERVOSAS
i. Défice neurosensorial
- A perda de nervos sensoriais ou o mau funcionamento dos nervos sensoriais é uma complicação bem documentada da cirurgia correctiva dos maxilares.
- A osteotomia sagital dividida é a osteotomia mais comum para a ocorrência de hipofunção dos ramos sensoriais da terceira divisão do quinto nervo craniano. Entretanto, a incidência dessa complicação varia de 5% a 70%.
- A osteotomia vertical intra-oral do ramo tem menor incidência desta complicação a longo prazo. No entanto, quando as osteotomias do ramo são combinadas com a genioplastia, a incidência de danos nos nervos aumenta.

- A formação de neuromas é rara, mas é uma complicação registada e pode exigir intervenção cirúrgica se se tornar sintomática. [6] '

ii. Reflexo trigémino-cardíaco

- Em 1870, Kratschmer descreveu a influência dos reflexos na manipulação da mucosa nasal. Em 1908, o RTC foi descrito pela primeira vez como um reflexo oculocardíaco. No entanto, as descrições da ocorrência do reflexo durante a cirurgia da articulação temporomandibular e osteotomias mandibulares enfatizam que as divisões maxilar e mandibular podem estar envolvidas, bem como o ramo oftálmico do nervo trigêmeo. Para além deste reflexo oculocardíaco, foi também referido o reflexo oculorespiratório, que resulta numa redução da frequência e do volume respiratórios.
- O reflexo trigémino-cardíaco (RTC) é caracterizado

por

  arritmia, batimentos ectópicos, bloqueio átrio-ventricular,
  bradicardia, síncope, vómitos e assistolia.
- Esta condição de risco de vida tem sido documentada durante cirurgias ortognáticas.
- A estimulação do ramo maxilar do nervo trigémeo, do nervo palatino maior ou do nervo alveolar superior posterior leva à estimulação do nervo vago, que ativa o sistema nervoso parassimpático e, consequentemente, leva à disritmia. [7]
- Os factores predisponentes, para além da doença cardíaca, são a hipoxia e a hipercarbia, e o uso de opióides e β-bloqueadores.
- A TCR foi identificada com um início súbito de

hipotensão parassimpática, apneia ou hipermotilidade gástrica durante a estimulação de qualquer um dos ramos sensoriais do nervo trigémeo.

- Na maioria dos casos, o ritmo cardíaco e a tensão arterial voltam ao normal e a arritmia desaparece após a interrupção temporária da cirurgia.
- Se a bradicardia acompanhada de bradicardia refractária, assistolia e hipotensão persistir, são injectados fármacos anticolinérgicos (atropina 0,2-1,0 mg, glicopirrolato 0,1-0,4 mg). [7]
- Em todos os casos de alto risco, é obrigatória a administração profiláctica de, por exemplo, 0,5 mg de atropina IV, imediatamente antes de qualquer manipulação cirúrgica que se saiba ser de risco para o TCR. [11]

12. COMPLICAÇÕES DE FIXAÇÃO E ESTABILIDADE

i. Falha de fixação

- Os doentes que regressam para consultas pós-operatórias normais e que apresentam más oclusões devem ser verificados quanto à falha do hardware. Uma história de trauma nos locais cirúrgicos ou a mastigação de alimentos duros pode levar à fratura das placas ósseas ou ao afrouxamento dos parafusos.
- É frequente observar-se a formação de uma rutura dos tecidos moles sobre a ferragem solta e/ou o local da osteotomia solto. Em ambos os casos, é necessária uma exploração cirúrgica
- A falha do hardware devido ao afrouxamento do parafuso a longo prazo é observada quando o doente cicatriza e os tecidos ósseos se remodelam à volta das placas ósseas.
- Se o doente apresentar desconforto sobre o hardware, deve ser considerada a exploração destas placas e a

remoção do hardware.

- Um parafuso solto pode não ser detectado na radiografia se não estiver deslocado. [6]
- Uma das complicações pós-operatórias mais comuns e significativas é a falha na fixação da osteotomia mandibular, geralmente resultante de dificuldade técnica durante a cirurgia. Isso pode ser problemático se não for reconhecido precocemente no período pós-operatório, pois é provável que resulte em má oclusão, não-união e, potencialmente, rotação e reabsorção do segmento proximal. A correção cirúrgica pode então tornar-se muito mais difícil do ponto de vista técnico. [2]
- **Os sinais clínicos de falha de fixação ou não união incluem:** [2]

  1. Mobilidade palpável dos segmentos
  2. Evidência clínica de infeção persistente 3. Tendência para mordida aberta 4. Oclusão de classe III no lado afetado
  5. Deslocação da linha média para o lado oposto
  6. Contacto prematuro no lado da não união

- **Gestão** [2]

  As opções de tratamento precoce incluem o seguinte:
  1. Limitação da função e, consequentemente, da mobilidade do doente através de elásticos pesados/fixação maxilomandibular
  2. Abordagem mais agressiva de reoperação com reforço da fixação

  Opções de tratamento tardio:
  A fixação pode ser reforçada, o desbridamento intra-oral realizado e o enxerto ósseo efectuado, se necessário, na ausência de infeção. Esta abordagem é semelhante à do tratamento da não união de uma fratura mandibular.

  Tratamento conservador da maxila móvel:
  Dieta suave, interrupção ou diminuição da força da tração

elástica, tala modificada para equilibrar a oclusão, tratamento local e sistémico da infeção, eliminação de hábitos parafuncionais e observação atenta.

Tratamento cirúrgico em caso de mal-união ou não-união do maxilar:

1. Recriação da osteotomia com mobilização agressiva
2. Remoção de todo o tecido fibroso
3. Reposicionamento passivo de segmentos
4. Fixação rígida para resistir à deslocação do segmento (considere a fixação auxiliar, suporte transpalatal)
5. Enxerto de continuidade

ii. Rotação do segmento proximal no sentido contrário ao dos ponteiros do relógio

- No pós-operatório, a contração dos músculos temporal e masseter na sua ligação ao ângulo mandibular e ao processo coronoide resulta numa rotação anti-horária do segmento proximal e numa rotação horária do segmento distal. ()[35]

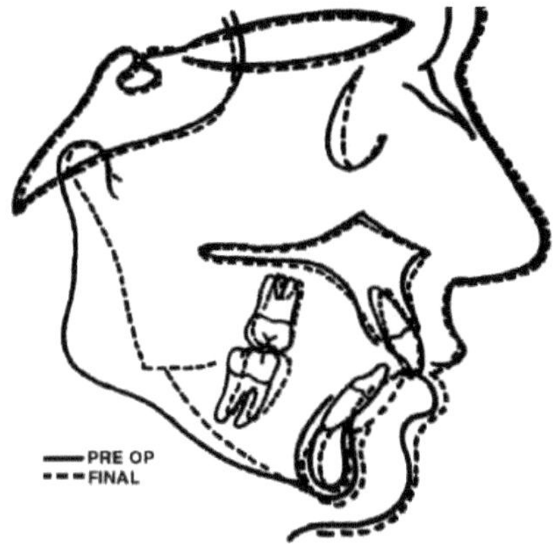

Figure 12. Contraction of the temporal and masseter muscles on their attachment to the mandibular angle and coronoid process resulted in a counterclockwise rotation of the proximal segment and a clockwise rotation of the distal segment, as shown in this superimposition tracing.

Taken from © David M. Sarver, Lew B. Sample. How to Avoid Surgical Failures. Seminars in Orthodontics, Vol 5, No 4 (December), 1999: pp 257-274.

- A segurança da SSRO diminui com o aumento da rotação anti-horária do segmento proximal, e que mesmo quando a distância de recuo mandibular é grande, a recidiva pós-operatória pode ser evitada minimizando a rotação do segmento proximal.
- A tendência para a recidiva aumenta quando o segmento proximal, que anteriormente rodava no sentido dos ponteiros do relógio, começa a rodar no sentido contrário ao dos ponteiros do relógio após a cirurgia.
- O reposicionamento superior da maxila posterior ou o reposicionamento do segmento proximal na sua posição original, que impede a rotação do segmento no sentido dos ponteiros do relógio, pode diminuir a taxa de recidiva. O reposicionamento superior da maxila posterior aumenta a segurança da cirurgia de recuo mandibular.

- Quando a direção do movimento do segmento distal mandibular muda da direção posterior para a direção póstero-superior, a diferença de altura entre as bordas inferiores dos segmentos proximal e distal diminui, diminuindo a rotação do segmento proximal no sentido horário.
- O reposicionamento superior da maxila posterior e a ressecção do ângulo mandibular podem minimizar a ocorrência de recidiva após uma cirurgia de recuo mandibular. ()[35]

ii. Estabilidade

- A estabilidade da cirurgia da mandíbula depende de vários factores. A direção dos movimentos cirúrgicos, o tipo de fixação utilizado e a técnica cirúrgica são factores de previsão da estabilidade a longo prazo.
- No entanto, a questão principal é o diagnóstico correto e a montagem ortodôntica adequada para os movimentos propostos, necessários para corrigir a deformidade, sem violar os limites biológicos de tolerância dos tecidos. As preocupações secundárias estão no planeamento das osteotomias.
- Existe um limite de tolerância dos tecidos moles em relação ao avanço do osso.
- Quando confrontados com deformidades graves, a consideração de outros meios ou técnicas como a osteogénese de distração, que pode permitir um movimento lento dos ossos juntamente com alguma expansão dos tecidos, pode dar um resultado mais estável a longo prazo.
- Embora as técnicas de fixação rígida tenham melhorado a estabilidade global da cirurgia ortognática, os tipos de movimentos planeados continuam a ter impacto nos resultados a longo prazo.

- Um planeamento adequado, com incorporação de enxertos ósseos, por exemplo, quando se realizam movimentos com elevadas taxas de recidiva, ajudará a obter melhores resultados a longo prazo.
- A direção do movimento mandibular também tem impacto na estabilidade a longo prazo; o avanço mandibular é mais estável do que a cirurgia de recuo, mesmo com fixação rígida. A alteração do plano oclusal com a cirurgia de maxilar duplo também terá impacto na estabilidade dos movimentos a longo prazo.
- O aumento ou a diminuição do plano tem de ser avaliado juntamente com os movimentos reais da maxila e da mandíbula para compreender qual a alteração pós-cirúrgica expetável.
- A questão seguinte é planear cuidadosamente a cirurgia em função do crescimento esquelético do doente. A menos que uma criança em crescimento esteja gravemente comprometida em termos funcionais e que seja desenvolvido um plano para realizar múltiplas intervenções cirúrgicas, a cirurgia para corrigir deformidades faciais esqueléticas tem sido tradicionalmente efectuada na população de doentes "não crescidos" ou esqueleticamente maduros.
- Em último lugar estão as questões relacionadas com doenças sistémicas que podem levar a alterações na oclusão devido a alterações esqueléticas secundárias da sua doença subjacente.
- As doenças neuromusculares com hipotonia ou hipertonia ou as doenças expansivas da medula óssea, como a talassemia, contribuirão para a estabilidade a longo prazo da correção da deformidade da mandíbula. [6]

iii. Recaída
- A recidiva pode ser definida como um movimento pós-

operatório em direção à posição pré-operatória ou para mais longe dela. [5]

- A recidiva é normalmente tridimensional, com componentes verticais, horizontais e sagitais que podem ocorrer em simultâneo. [5]
- A recidiva das osteotomias do ramo mandibular pode ser causada pelo posicionamento do côndilo mandibular no intra-operatório, pela remodelação ou reabsorção do côndilo, pela remodelação da superfície ou pelo deslizamento da osteotomia. Este último deve ser mínimo com a utilização de uma RIF adequada. [5]
- O papel potencial do "assentamento" posterior excessivamente zeloso do segmento proximal no momento da cirurgia, juntamente com a rotação no sentido horário do segmento proximal e o subsequente alongamento do envelope pterigomassetérico, pode contribuir para a maior recidiva observada em comparação com o avanço BSSO. [5]
- Foi demonstrado que o recuo da BSSO tem um intervalo de recidiva de 10% a 62%, com uma recidiva média de 22% na direção anterior num seguimento médio de 28 meses. [5]
- Foram registadas taxas de recidiva de 5% a 19%, com uma média de 11% num seguimento médio de 15 meses para o avanço maxilar com RIF. O enxerto ósseo de grandes avanços (>8 mm) pode ajudar a reduzir a recidiva. [5]
- As taxas de recidiva para o reposicionamento superior da maxila com RIF foram relatadas como variando de 0% a 18% para a maxila anterior (ponto A). As taxas de recidiva para a espinha nasal posterior variam de 7% de recidiva a 6% de movimento superior contínuo. As taxas médias de recidiva são de 11% e 3% para a maxila anterior e posterior, respetivamente, num seguimento

médio de 14 meses. [5]

- As taxas de recidiva para o posicionamento inferior da maxila com RIF variam de 9% a 54% para a maxila anterior (ponto A) e de 21% a 167% para a maxila posterior (espinha nasal posterior). As taxas médias de recidiva são de 28% e 70% para a maxila anterior e posterior, respetivamente, num seguimento médio de 14 meses. [5]
- As taxas de recidiva da expansão palatina rápida assistida cirurgicamente num seguimento médio de 28 meses variam entre 8% e 14%, com uma média de 11% na região molar. [5]
- **Factores associados à recidiva** - efeitos fisiológicos musculares influenciados pela direção de rotação do osso e pela quantidade de movimento ósseo, assimetria entre a mandíbula esquerda e a direita, alterações na posição dos dentes após a cirurgia, alteração da posição condilar, alteração da inclinação do ramo, alteração do plano mandibular, tipo de fixação, tala final mal produzida e desalinhamento não resolvido dos maxilares superior e inferior durante os procedimentos ortodônticos realizados antes da cirurgia

1) **Espaço entre o segmento proximal e distal**
   Λ A criação de espaços entre segmentos ósseos após SSRO é inevitável. A fixação forçada pode levar a alterações nas posições dos côndilos e a recidivas.
   Λ A interferência óssea entre segmentos ósseos pode estar relacionada com recidiva, alterações na posição dos côndilos ou discos articulares e reabsorção condilar.
   Λ A dobragem do segmento distal posterior ao último molar, a realização de um enxerto ósseo na área do intervalo do segmento e a fixação da placa de dobragem foram introduzidas como forma de tratar estas condições.

2) **Tensão pterigomassetérica**

    ʌ A osteotomia de recuo mandibular pode levar a alterações no equilíbrio fisiológico da funda pterigomassetérica, o que pode subsequentemente afetar o funcionamento dos músculos da mastigação.

    ʌ Estas alterações nos músculos tendem a rodar o segmento proximal no sentido contrário ao dos ponteiros do relógio para o colocar de novo na sua posição original.

    ʌ A ostectomia angular pode alterar o comprimento da funda pterigomassetérica, e a redução da tensão pterigomassetérica pode diminuir a taxa de recidiva após a cirurgia.

3) **Rotação do segmento proximal no sentido dos ponteiros do relógio**

    ʌ A tendência para a recidiva aumenta quando o segmento proximal que anteriormente rodava no sentido dos ponteiros do relógio começa a rodar no sentido contrário ao dos ponteiros do relógio após a cirurgia.

    ʌ O reposicionamento superior da maxila posterior aumenta a segurança da cirurgia de recuo mandibular.

    Quando a direção do movimento do segmento distal da mandíbula muda da direção posterior para a direção póstero-superior, a diferença de altura entre as bordas inferiores dos segmentos proximal e distal diminui, diminuindo a rotação do segmento proximal no sentido horário. (7)

13.   DIVERSOS

i.   Dor

- As complicações da utilização de analgésicos e do controlo da dor da cirurgia dos maxilares são as náuseas induzidas pela utilização de narcóticos, bem como a depressão respiratória. A utilização de medicamentos ansiolíticos no pré e pós-operatório pode ajudar a reduzir a quantidade de narcótico necessária. ( )[6]

- A dor pós-operatória pode ser eficazmente controlada com anti-inflamatórios não esteróides (AINEs) ou inibidores da COX-2. [7]
- A utilização de AINEs ou aspirina deve ser utilizada com precaução se o doente tiver tido um problema de hemorragia no bloco operatório ou antecedentes de úlcera gástrica. [6]

ii. Inchaço

- Embora o inchaço seja uma parte esperada de qualquer intervenção cirúrgica, surgem complicações quando o inchaço se deve à formação de hematoma ou infeção.
- O inchaço deve ser monitorizado para verificar a evolução da resolução nas primeiras semanas após a cirurgia.
- A utilização de esteróides sistémicos é defendida para ajudar a diminuir a quantidade de edema pós-operatório.
- No entanto, estes doentes devem ser monitorizados quanto a possíveis efeitos secundários destes medicamentos. Se a formação de hematoma ou a infeção forem as causas do inchaço, pode ser necessário efetuar uma incisão e drenagem, juntamente com uma cobertura antibiótica adequada. ( )[6]

iii. Perturbação temporária do paladar

- A função gustativa do palato duro fica reduzida durante, pelo menos, 6-9 meses após a cirurgia de Le Fort I. Esta cirurgia pode afetar a função do ramo petroso superficial maior do nervo facial.
- A função gustativa da língua é reduzida durante 1-2 meses após a BSSO. Isto deve-se ao comprometimento do nervo corda do tímpano, que pode ser traumatizado com o nervo lingual durante um procedimento de BSSO. ( )[6]

iv. **Corpo estranho**

- Os corpos estranhos deixados para trás nunca provocam sintomas clínicos e são geralmente removidos juntamente com o material de osteossíntese após a consolidação da osteotomia (6 meses depois).
- Embora de pouca importância clínica, podem surgir problemas legais, especialmente quando o doente não está totalmente informado sobre a causa e a natureza desta complicação. ()[9]

v. **Náuseas e vómitos**

- As náuseas e os vómitos são complicações pós-operatórias que ocorrem frequentemente após anestesia geral. É uma complicação comum após a cirurgia ortognática.
- Factores de risco - doentes do sexo feminino, idade jovem, história prévia de enjoo ou enxaquecas, utilização de agentes anestésicos voláteis, cirurgia dos maxilares, aumento da dor e utilização de medicamentos opióides.
- Os antieméticos intravenosos parecem funcionar melhor para os doentes, bem como a manutenção da sonda nasogástrica no pós-operatório para garantir que o sangue engolido é evacuado do estômago. ([6])

- As náuseas e os vómitos no pós-operatório podem ser significativamente reduzidos limitando a utilização de narcóticos após a cirurgia para controlo da dor. [7]

vi. **Perda de peso e nutrição**

- Podem ser necessárias modificações na dieta para o paciente que se submete a uma cirurgia ortognática e tem dificuldades em adaptar-se às mudanças que podem ocorrer.
- Uma ingestão oral inadequada pode provocar

desidratação, fraqueza, tonturas e uma recuperação potencialmente prolongada com uma má cicatrização das feridas.

- Poderá ser necessário tomar suplementos líquidos de alto teor calórico, o que deve ser encorajado.
- A desnutrição e a perda significativa de peso corporal podem comprometer a cicatrização das feridas e aumentar o risco de infeção, pelo que se recomenda que o doente compreenda a necessidade de uma dieta suave e nutritiva de alto teor calórico após a cirurgia para manter o seu peso corporal, acelerando a sua recuperação. (8)
- A educação e a preparação adequadas do doente e da família devem ajudar a ultrapassar estas questões.
- Poderiam ser desenvolvidas sugestões de refeições e receitas para o doente ortognático com uma dieta líquida ou mole e incluídas no pacote de instruções pós-operatórias. (7)

vii.   Problemas de cicatrização de feridas

- Os problemas de deiscência da mucosa podem ser observados com a cirurgia maxilar ou mandibular.
- As feridas mandibulares que podem abrir no pós-operatório podem ser tratadas de forma conservadora com irrigações e deixadas a cicatrizar por segunda intenção.
- Os problemas da mucosa maxilar ao longo da linha de incisão ou dos locais de osteotomia, no entanto, podem ser devidos à desvascularização dos segmentos ósseos subjacentes, quer da cirurgia segmentar quer da osteotomia Le Fort. Estes pacientes devem ser monitorizados para evitar a perda potencial de um segmento desvascularizado de osso ou dente.
- A utilização de oxigenoterapia hiperbárica (HBO) pode ajudar a aumentar a angiogénese e o oxigénio nestes tecidos comprometidos após a lesão.

- Os doentes com problemas médicos que comprometem o sistema imunitário - como os doentes diabéticos ou os doentes com artrite que tomam medicamentos imunossupressores - são especialmente preocupantes nesta categoria, uma vez que podem ter maior probabilidade de apresentar uma cicatrização lenta das feridas e infecções pós-operatórias. [6]

viii. Acne no queixo

- A acne causada por esteróides é um efeito indesejável comum em doentes submetidos a terapêutica com corticosteróides.
- Normalmente, a acne causada por esteróides ocorre nas 2 semanas seguintes ao início da terapêutica com corticosteróides sistémicos e, normalmente, involui e desaparece sem cicatrizes quando a medicação é interrompida.
- A erupção é caracterizada por pápulas e papulopústulas em forma de cúpula, de cor fresca a rosa a vermelha, dispersas na face, na parte superior do tronco e nas extremidades superiores.
- A acne com esteróides após cirurgia ortognática causa normalmente muita preocupação ao doente, particularmente quando não há história de problemas anteriores com acne.
- Após ter sido estabelecido um diagnóstico definitivo, o doente deve ser tranquilizado quanto ao facto de a acne esteroide ser bastante diferente da acne vulgar, na medida em que a primeira se resolve normalmente de forma espontânea e não deixa cicatrizes.
- Os doentes devem ser aconselhados a lavar-se apenas com água e a evitar a utilização de todos os cosméticos na zona afetada até a pele estar livre de erupções.
- O peróxido de benzilo tópico é geralmente útil, se necessário. [34]

ix. Vertigem posicional paroxística benigna

- A vertigem posicional é definida como uma sensação de rotação produzida por alterações na posição da cabeça relativamente à gravidade. [4]
- A vertigem posicional paroxística benigna é definida como uma perturbação do ouvido interno caracterizada por episódios repetidos de vertigem posicional.()[4]
- A vertigem posicional paroxística benigna é uma possível complicação da cirurgia ortognática.
- A vertigem posicional paroxística benigna (VPPB) é caracterizada por breves episódios recorrentes de vertigem desencadeados por mudanças na posição da cabeça. A VPPB é causada quando cristais de cálcio, denominados otólitos, se deslocam do utrículo do ouvido interno e entram no lúmen dos canais semi-circulares. Quando os otólitos se deslocam no interior do canal, provocam um movimento da endolinfa que estimula o canal afetado, causando assim vertigens. [3]
- Os doentes com VPPB não sentem vertigens graves durante as actividades diurnas habituais realizadas com uma postura erecta. A VPPB pode ser provocada ao sentar-se a partir de uma posição supina, ao deitar-se na cama, ao virar-se na cama de um lado para o outro e ao endireitar-se e olhar para cima depois de se ter inclinado. [3]

- **Diagnóstico:** [3]
    - A VPPB deve ser considerada como um diagnóstico em pacientes submetidos a cirurgia ortognática e que sofrem de vertigem no pós-operatório.
    - A **manobra de Dix-Hallpike** e **a prova do rolo em supino (manobra de Pagnini-McClure)** são duas manobras que ajudam a confirmar o diagnóstico de VPPB. Estas manobras induzem vertigens e uma explosão de nistagmo com características próprias.

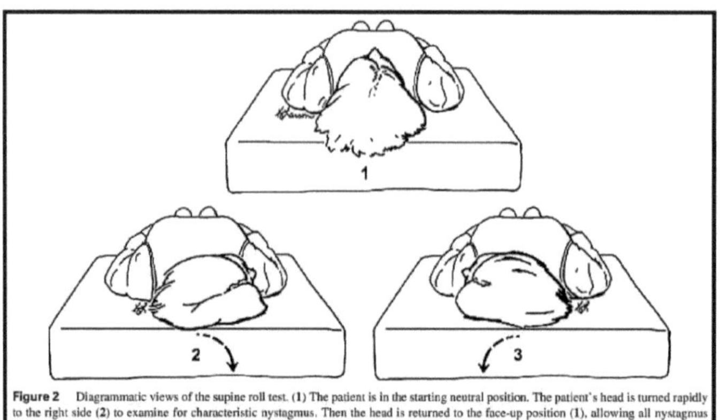

Figure 2 Diagrammatic views of the supine roll test. (1) The patient is in the starting neutral position. The patient's head is turned rapidly to the right side (2) to examine for characteristic nystagmus. Then the head is returned to the face-up position (1), allowing all nystagmus to subside, and then turned rapidly to the left side (3) to examine once again for nystagmus. (Adapted from reference 19.)

Taken from © Bhattacharyya et al. Clinical Practice Guideline benign paroxysmal positional vertigo. Otolaryngology–Head and Neck Surgery, Vol 139, No 5S4, November 2008

- Na prova de Dix-Hallpike, o doente é rapidamente movido de uma posição sentada para uma posição de cabeça pendurada. Um nistagmo caraterístico geralmente se desenvolve com uma breve latência de vários segundos e duração limitada (geralmente menos de 30 s). A direção do nistagmo inverte-se quando o doente é colocado na posição vertical, e o nistagmo diminui com exames repetidos.

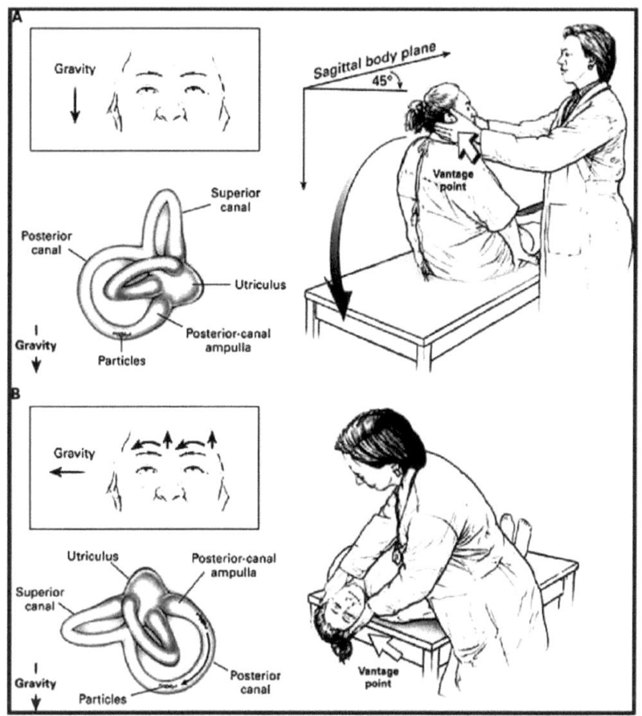

Taken from © Bhattacharyya et al. Clinical Practice Guideline benign paroxysmal positional vertigo. Otolaryngology–Head and Neck Surgery, Vol 139, No 5S4, November 2008

- Causas: ()[3]

- Foi proposto que a energia de uma broca rotativa sob a forma de vibrações pode propagar-se através das estruturas ósseas, acabando por atingir o labirinto, levando ao desprendimento de otólitos para a endolinfa.
- Pode ser devido à transmissão das forças do osteótomo através dos ossos intervenientes para o ouvido interno, onde os otólitos são deslocados e se movimentam livremente dentro dos canais semi-circulares, causando vertigem. Além disso, a posição da cabeça do paciente, hiperextendida e

inclinada para um lado, favorece a entrada dessas partículas flutuantes no canal semi-circular.

- Gestão: [3]

Manobra de Epley - Esta manobra emprega mudanças graduais na posição da cabeça para expulsar os otólitos flutuantes dos canais semicirculares e colocá-los de volta na sua posição original.

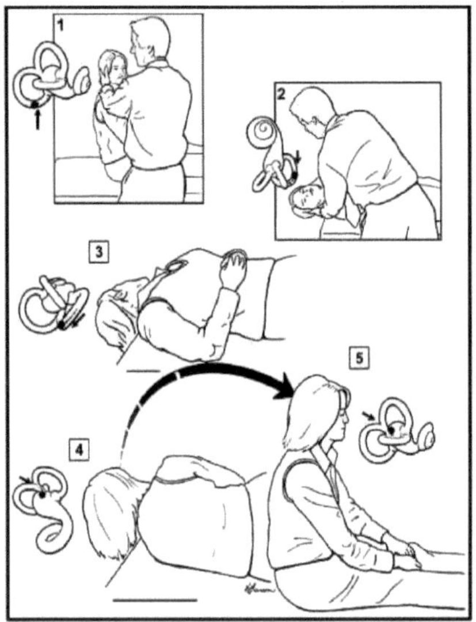

Figure 3 Performance of the therapeutic canalith repositioning procedure for right-sided posterior canal BPPV. (Adapted from reference 19.) (1) The patient is placed in the upright position with the head turned 45 degrees toward the affected ear (the ear that was positive on the Dix-Hallpike testing). (2) The patient is rapidly laid back to the supine head-hanging position, which is then maintained for 20 to 30 seconds. (3) Next, the head is turned 90 degrees toward the other (unaffected) side and held for about 20 seconds. (4) Following this rotation, the head is turned a further 90 degrees (usually necessitating the patient's body to also move from the supine position to the lateral decubitus position) such that the patient' head is nearly in the facedown position. This position is also held for 20 to 30 seconds. (5) The patient is then brought into the upright sitting position, completing the maneuver.

Taken from © Bhattacharyya et al. Clinical Practice Guideline benign paroxysmal positional vertigo. Otolaryngology–Head and Neck Surgery, Vol 139, No 5S4, November 2008

- **Note:** [3]

Por duas razões, os cirurgiões craniomaxilofaciais devem ser sensibilizados para a VPPB como uma doença clínica.

i. Em primeiro lugar, muitos procedimentos cirúrgicos, incluindo levantamento de seio fechado, cirurgia ortognática e rinoplastia, estão associados ao uso de martelo e osteótomo. Nesses procedimentos, o impacto do osteótomo pode, teoricamente, transmitir energia significativa para o ouvido interno através dos ossos intermediários, levando ao deslocamento dos otólitos e à ocorrência de VPPB. Uma maior conscientização dos cirurgiões sobre a VPPB e sua associação com as forças do osteótomo pode melhorar a qualidade do atendimento ao paciente no período pós-operatório.

ii. Em segundo lugar, o tratamento e o cuidado de pacientes com traumas faciais é uma importante responsabilidade dos cirurgiões craniomaxilofaciais. É bastante razoável propor que a mesma força que causa a fratura dos ossos craniofaciais pode deslocar os otólitos no ouvido interno e levar à VPPB. Se os cirurgiões tiverem conhecimentos suficientes sobre a VPPB, poderão tomar decisões clínicas mais adequadas no caso de os seus pacientes se queixarem de vertigem pós-trauma.

x. Alterações psicológicas e satisfação dos doentes

• A psicose pós-cirúrgica induzida por esteróides é uma entidade conhecida. As alterações de comportamento e as mudanças de humor são registadas em doentes sem antecedentes psiquiátricos. A depressão que se prolonga ou os comportamentos agressivos têm de ser abordados rapidamente com os doentes, as suas famílias e o psiquiatra, se forem de início recente. As alterações dramáticas na aparência facial e a satisfação do doente são também áreas que podem afetar a experiência pós-operatória global do doente.

• Compreender os objectivos estéticos do doente antes da cirurgia e educá-lo para as alterações faciais que pode esperar sofrer com a cirurgia é essencial para obter um bom resultado emocional.

- As ferramentas educativas, como um diário fotográfico de percursos cirúrgicos de doentes anteriores com problemas cirúrgicos semelhantes, são úteis para os doentes certos. O apoio da família e dos amigos durante este período também é importante. [6]
- Os pacientes com deformidades dento-faciais têm um complexo de inferioridade devido à sua aparência, juntamente com problemas funcionais como a disfunção mastigatória. Por conseguinte, as melhorias funcionais e estéticas devem ser incorporadas simultaneamente para garantir a satisfação do paciente e a sua estabilidade psicológica.
- Ao explicar aos doentes os vários tipos de desconforto que podem sentir após a cirurgia ortognática, os cirurgiões podem reduzir a ansiedade e as preocupações dos doentes relativamente à cirurgia e aumentar a satisfação subjectiva dos doentes com os resultados da cirurgia.
- Uma vez que a cirurgia ortognática contribui negativamente para a qualidade de vida dos doentes com depressão, os doentes devem ser examinados quanto à depressão através de um rastreio sistemático antes de serem submetidos a cirurgia e receber tratamento para a depressão, se necessário [7]

xi. Morte

- As principais causas de morte durante ou após a cirurgia ortognática são acidentes relacionados com hemorragia intra-operatória grave, hemorragia secundária tardia, obstrução das vias aéreas e anestesia geral.
- As causas destas complicações podem ser hemorragias, problemas respiratórios, erros cirúrgicos ou desconhecidas.
- Complicações graves, como a morte, raramente ocorrem quando a cirurgia ortognática é efectuada por cirurgiões

experientes com todo o equipamento necessário, e a cirurgia ortognática pode ser considerada um procedimento seguro desde que estas condições sejam cumpridas. [7]

Referências

1. Steel and Cope. Complicações da Cirurgia Ortognática. J Oral Maxillofac Surg 2012.
2. Megan T. Robl, Brian B. Farrell, Myron R. Tucker. Complicações na cirurgia ortognática Um relatório de 1000 casos. Oral Maxillofacial Surg Clin N Am 26 (2014) 599-609
3. Majid Beshkar, Mahboobe Hasheminasab, Farnoush Mohammadi. Vertigem posicional paroxística benigna como complicação da cirurgia ortognática. Jornal de Cirurgia Crânio-Maxilo-Facial 41 (2013) 59e61
4. Bhattacharyya et al. Diretriz de Prática Clínica para a vertigem posicional paroxística benigna. Otolaryngology-Head and Neck Surgery, Vol 139, No 5S4, novembro de 2008
5. R.A. Bays, G.F. Bouloux. Oral Maxillofacial Surg Clin N Am 15 (2003) 229-242
6. Gestão de Complicações em Cirurgia Oral e Maxilofacial, Primeira Edição. Editado por Michael Miloro, Antonia Kolokythas. © 2012 John Wiley & Sons, Inc.
7. Young-Kyun Kim. Complicações associadas à cirurgia ortognática. J Korean Assoc Oral Maxillofac Surg 2017;43:3-15
8. Cristina Silva Sousa, Vanessa de Brito Poveda e Ruth Natalia Teresa Turrini. Perda de peso em cirurgia ortognática. JSM Oro Facial Surg 1(1): 1003 (2016)
9. Teltzrow T, Kramer F-J, Schulze A, Baethge C, Brachvogel P. Complicações perioperatórias após osteotomia sagital dividida da mandíbula. J Craniomaxilofac Surg 2005; 33(5):307-13.

10. Z. Catherine, P. Breton, P. Bouletreau. Reabsorção condilar após cirurgia ortognática: Uma revisão sistemática. Rev Stomatol Chir Maxillofac Chir Orale 2015 ; xxx: 1-8.

11. Hossein Kashani e Lars Rasmusson. Osteotomias em Cirurgia Ortognática. Um livro de texto de cirurgia oral e maxilofacial avançada, volume 3.

12. Felipe Ladeira Pereira, Renato Yassutaka Faria Yaedú, Adriana Passanezi Sant'Ana e Eduardo Sant'Ana. Necrose Asséptica Maxilar após Osteotomia Le Fort I: Relato de Caso e Revisão de Literatura. J Oral Maxillofac Surg 68:1402-1407, 2010.

13. M.W. Ho, M.A. Boyle, J.C. Cooper, M.D. Dodd, D. Richardson. Complicações cirúrgicas da osteotomia segmentar Le Fort I. Jornal Britânico de Cirurgia Oral e Maxilofacial 49 (2011) 562-566.

14. Isabelle Moran, Satnam Virdee, Ian Sharp, Jagdeep Sulh. Complicações pós-operatórias após a cirurgia de avanço maxilar LeFort 1 em pacientes com fenda palatina: Um Estudo Retrospetivo de 5 Anos. The Cleft Palate-Craniofacial Journal 2018, Vol. 55(2) 231-237.

15. Ashwin Algudkar, Bernard Lim, Kathleen Fan, Robert Bentley. Efusões bilaterais sustentadas do ouvido médio após cirurgia ortognática tratadas com sucesso com a inserção de grommet. J R Soc Med Sh Rep 2013: 4: 1-4.

16. Lanigan DT, Hey JH, West RA. Principais complicações vasculares da cirurgia ortognática: Hemorragia associada a osteotomias Lefort I. J Oral Maxillofac Surg 1990; 48:561.

17. Dennis T. Lanigan, Ken Romanchuk, Charles K. Olson, Complicações oftálmicas associadas à cirurgia ortognática. J Oral Maxillofac Surg 51:480-494,1993

18. Kasey K. Li, John G. Meara, Peter A.D. Rubin. Síndrome do Compartimento Orbital após Cirurgia Ortognática. J Oral Maxillofac Surg 53:964-968, 1995

19. Ewan McCallum Shay Keren Matthew Lapira Jonathan H Norris. Síndrome do Compartimento Orbital: Uma atualização com revisão da literatura, Clinical Ophthalmology 2019:13 2189-2194

20. Hsin-Chung Cheng, Li-Hsing Chi, Jia-Yo Wu, Tseng-Ting Hsieh, Bo-Yue Pemg. Cegueira e hipoxia dos gânglios basais como complicação da osteotomia Le Fort I atribuível à hipoplasia do
a artéria carótida interna: relato de um caso. Cirurgia Oral Medicina Oral
Oral Pathol Oral Radiol Endod 2007;104:e27-e33

21. Kok Weng Lye. Efeito da Cirurgia Ortognática no Espaço Posterior das Vias Aéreas (EPA). Anais da Academia de Medicina. agosto de 2008, Vol. 37 No. 8.

22. Ann W. Kummer. Types and Causes of Velopharyngeal Dysfunction (Tipos e Causas da Disfunção Velofaríngea). Seminários em fala e linguagem/volume 32, número 2 2011.

23. Sunah Kang, Sun Young Jang, Areum Lee, Jae Woo Jang. Perda do reflexo lacrimal após cirurgia ortognática maxilar: relato de dois casos. BMC Ophthalmology 2014, 14:37.

24. M. Jçdrzejewski & T. Smektala & K. Sporniak-Tutak & R. Olszewski. Complicações pré-operatórias, intra-operatórias e pós-operatórias em cirurgia ortognática: uma revisão sistemática. Clin Oral Invest (2015) 19:969-977.

25. M. Yaghmaei, A. Ghoujeghi, A. Sadeghinejad, D. Aberoumand, M. Seifi, A. Saffarshahroudi: Alterações auditivas em pacientes submetidos a cirurgia ortognática. Int. J. Oral Maxillofac. Surg. 2009; 38: 1148-1153.

26. Hideki Sato, Tadaharu Kobayashi, Hiroyuki Takatsuji, Akinori Funayama, Toshihiko Mikami, Chikara Saito. Efeito da cirurgia ortognática na condição do ouvido médio. Journal of Oral and Maxillofacial Surgery, Medicine, and Pathology 24 (2012) 7579.

27. R. E. Warburton, C. C. D. Brookes, B. A. Golden, T. A.

Turvey: Distúrbios do ápice orbital: uma série de casos. Int. J. Oral Maxillofac. Surg. 2015.

28. Christos Martis, Irene Karabouta. Infeção após cirurgia ortognática, com e sem antibióticos preventivos. Int. J. Oral Surg. 1984: 13: 490-494.

29. Clayton M. Davis, Curtis E. Gregoire, Thomas W. Steeves, Amanda Demsey. Prevalência de Infecções do Local Cirúrgico após Cirurgia Ortognática: Uma Análise de Coorte Retrospetiva. J Oral Maxillofac Surg 2016.

30. Su-Gwan Kim, Sun-Sik Park. Incidência de Complicações e Problemas Relacionados com a Cirurgia Ortognática. J Oral Maxillofac Surg 65:2438-2444, 2007.

31. Patel, P. K. (2014). Osteotomias maxilares. Ferraro's Fundamentos de Cirurgia Maxilofacial, 393-417. doi:10.1007/978-1-4614-8341-0_30

32. Dennis T. Lanigan, Juliana H. Hey, Roger A. West. Necrose Asséptica Após Osteotomias Maxilares: Relato de 36 casos. J Oral Maxillofac Surg 48:142-156, 1990.

33. A. Fernandez-Prieto, P. Garcfa-Raya, M. Biirgiien'(), J. Mun'oz-Caro, R. Frutos: Tratamento endovascular de um pseudoaneurisma da artéria palatina descendente após cirurgia ortognática: nota técnica. Int. J. Oral Maxillofac. Surg. 2005; 34: 321-323

34. D. S. Precious, C. D. Hoflman, R. Miller. Acne esteroide após cirurgia ortognática. Oral surc oral med oral pathol 1992; 74:279-81.

35. David M. Sarver, Lew B. Sample. Como evitar falhas cirúrgicas. Seminários em Ortodontia, Vol 5, No 4 (dezembro), 1999: pp 257-274.

CONCLUSÃO

A cirurgia ortognática constitui um meio eficaz para a correção das desarmonias faciais, proporcionando aos pacientes uma oclusão funcional. A cirurgia ortognática tem uma história rica em triunfos e fracassos. (3) Em qualquer procedimento, independentemente da experiência do cirurgião, podem surgir complicações.

A compreensão das potenciais complicações permite à equipa multidisciplinar garantir cuidados seguros através de uma intervenção precoce e informar corretamente o doente no colóquio pré-operatório. (2)

A maioria das complicações são comuns aos procedimentos cirúrgicos ortognáticos e podem ser discutidas em pormenor com o paciente antes do procedimento. (3) Infelizmente, é normalmente impossível prever quais os doentes que irão sofrer uma complicação específica. A idade é o indicador mais forte de potenciais complicações, especialmente de um défice nervoso permanente. Grandes movimentos esqueléticos ortognáticos parecem ter maior potencial de recidiva. (4)

Como estas operações são normalmente procedimentos electivos e, em alguns casos, apenas para fins estéticos, o conhecimento dos riscos potenciais é essencial para o cirurgião, o ortodontista e o paciente. Para além disso, é crucial compreender o mecanismo das complicações para minimizar os riscos potenciais. (5)

Os avanços contínuos no campo da cirurgia ortognática, especialmente com a inclusão do planeamento cirúrgico virtual, têm servido para modernizar o nosso planeamento do tratamento e levar os pacientes a um resultado ideal. (3)

Os princípios básicos da compreensão das limitações dos nossos procedimentos cirúrgicos, aliados a um conhecimento especializado da anatomia cirúrgica, dos progressos alcançados na anestesia e das competências necessárias para realizar a nossa tarefa, permitem ao cirurgião moderno não só gerir os seus riscos potenciais em "mares agitados", mas também navegar potencialmente à volta deles. [1] [5]

Referências

1. Gestão de Complicações em Cirurgia Oral e Maxilofacial, Primeira Edição. Editado por Michael Miloro, Antonia Kolokythas. © 2012 John Wiley & Sons, Inc.
2. Marco Friscia, Carolina Sbordone, Marzia Petrocelli, Luigi Angelo Vaira, Federica Attanasi, Francesco Maria Cassandro, Mariano Paternoster, Giorgio Iaconetta, Luigi Califano. Complicações após cirurgia ortognática: a nossa experiência em 423 casos. Oral Maxillofac Surg
3. Megan T. Robl, Brian B. Farrell, Myron R. Tucker. Complicações na cirurgia ortognática Um relatório de 1000 casos.

   Oral Maxillofacial Surg Clin N Am 26 (2014) 599-609
4. R.A. Bays, G.F. Bouloux. Oral Maxillofacial Surg Clin N Am 15 (2003)229-242
5. Teltzrow T, Kramer F-J, Schulze A, Baethge C, Brachvogel P. Complicações perioperatórias após osteotomia sagital dividida da mandíbula. J Craniomaxilofac Surg 2005; 33(5):307-13.

BIBLIOGRAFIA

- Sergio Olate, Eder Sigua, Luciana Asprino, Ma'rcio de Moraes. Complicações em Cirurgia Ortognática. The Journal of Craniofacial Surgery "Volume 00, Número 00, Mês 2017.
- Marco Friscia, Carolina Sbordone, Marzia Petrocelli, Luigi Angelo Vaira, Federica Attanasi, Francesco Maria Cassandro, Mariano Paternoster, Giorgio Iaconetta, Luigi Califano. Complicações após cirurgia ortognática: a nossa experiência em 423 casos. Oral Maxillofac Surg
- Megan T. Robl, Brian B. Farrell, Myron R. Tucker. Complicações na cirurgia ortognática Um relatório de 1000 casos. Oral Maxillofacial Surg Clin N Am 26 (2014) 599-609
- Patel, P. K. (2014). Osteotomias maxilares. Ferraro's Fundamentos de Cirurgia Maxilofacial, 393-417. doi:10.1007/978-1-4614-8341-0_30
- Mario Santagata, Umberto Tozzi, Ettore Lamart, Gianpaolo Tartaro. Efeito da Cirurgia Ortognática no Espaço Posterior das Vias Aéreas em Pacientes Afectados por Maloclusão Classe III Esquelética. J. Maxillofac. Oral Surg. 2014.
- Acebal-Bianco F, Vuylsteke PL, Mommaerts MY, De Clercq CA. Complicações perioperatórias em cirurgia ortopédica facial correctiva: um estudo retrospetivo de 5 anos. J Oral Maxillofac Surg 2000; 58(7):754-60.
- Panula K, Finne K, Oikarinen K. Incidência de complicações e problemas relacionados com a cirurgia ortognática: uma revisão de 655 pacientes. J Oral Maxillofac Surg 2001; 59(10):1128-36.
- Gestão de Complicações em Cirurgia Oral e Maxilofacial,

Primeira Edição. Editado por Michael Miloro, Antonia Kolokythas. © 2012 John Wiley & Sons, Inc. Publicado em 2012 por John Wiley & Sons, Inc.

- Shariffi A, Jones R, Ayoub A, Moos K, Walker F, Khanbay B, e McHugh S. 2008. "Quão preciso é o planeamento de modelos para cirurgia ortognática?" Int J Oral Maxillofac Surg 37(12): 1089.
- Mavili ME, Canter HI, Saglam-Aydinatay B, Kiamaci S, e Kocadereli I. 2007. "Utilização de métodos de modelação médica tridimensional para o planeamento preciso da cirurgia ortognática." J Craniofac Surg 18(4): 740.
- Swennen GR, Mollemans W, e Schutyser F. 2009. "Planeamento do tratamento tridimensional da cirurgia ortognática na era da imagem virtual." J Oral Maxillofac Surg 67(10): 2080.
- Meade EA, e Inglehart MR. 2010. "A motivação dos jovens pacientes para o tratamento e a satisfação com os resultados da cirurgia ortognática: O papel dos 'eus possíveis'". Am J orthod Dentofacial Orthop 137(1): 26.
- Narayanan V, Guhan S, Sreekumar K, e Ramadorai A. 2008. "Autoavaliação da forma facial, função oral e função psicossocial antes e depois da cirurgia ortognática: Um estudo retrospetivo". Indian J Dent Res 19(1): 12.
- Bartzela TN, Carels C e Maltha JC (2017) Atualização de 13 síndromes que afectam as estruturas craniofaciais e dentárias. Front. Physiol. 8:1038.
- Ghoreishian M, e Gheisari R. 2009. "O efeito do movimento multidirecional da maxila na respiração nasal". J Oral Maxillofac Surg 67(10): 2283.
- Goodday R. 2009. "Diagnóstico, planeamento do tratamento e correção cirúrgica da apneia obstrutiva do sono". J Oral Maxillofac Surg 67(10): 2183.
- Ruscello DM, Tekieli ME, Jakomis T, Cook L, e Van

Sickles JE. 1986. "Os efeitos da cirurgia ortognática na produção da fala". Am J Orthod 89(3): 237.

- Jorge TM, Brasolottoa G, Goncales ES, Filho HN, Berretin L, e Felix G. 2009. "Influência da cirurgia ortognática na frequência fundamental da voz". J Craniofacial Surg 20(1): 161.
- O'Gara M, e Wilson K. 2007. "Os efeitos da cirurgia maxilofacial na fala e na função velofaríngea". Clin Plast Surg 34(3): 395.
- Vallino LD. 1990. "Fala, função velofaríngea e audição antes e depois da cirurgia ortognática". J Oral Maxillofac Surg 48(12): 1274
- Sarver DM, e Sample LB. 1999. "Como evitar fracassos cirúrgicos". Semin Orthod 5(4): 257.
- Sabri R. 2006. "Objectivos ortodônticos na cirurgia ortognática: State of the art today". World J Orthod 7(2): 177.
- Ueki K, Marukawa K, Shimada M, Alam S, Nakagawa K, e Yamamoto E. 2006. "A prevenção da perda óssea periodontal no local da osteotomia após osteoeomia segmentar anterior e dento-óssea." J Oral Maxillofac Surg 64(10): 1526.
- Burford D, e Noar JH. 2003. "As causas, o diagnóstico e o tratamento da mordida aberta anterior". Dent Update 30: 235
- Precious DS, Lung KE, Pynn BR, e Goodday RH. 1998. "Presença de dentes impactados como um fator determinante de divisões desfavoráveis em 1256 osteotomias de divisão sagital." Oral Surg Oral Med Oral Path Oral Radiol Endod 85(4): 362.
- Mehra P, Castro V, Freitas RZ, e Wolford LM. 2001. "Complicações da osteoeomia do ramo sagital dividido da mandíbula associadas à presença ou ausência de terceiros molares". J Oral Maxillof Surg 59(8): 854.

- Reyneke JP, Tsakiris P, e Becker P. 2002. "A idade como um fator na taxa de complicações após a remoção de terceiros molares não irrompidos/impactados no momento da osteotomia sagital dividida mandibular." J Oral Masillofac Surg 60(6): 654.
- Worsaae N, Jensen BN, Holm B, e Holsko J. 2007. "Tratamento da hipodontia-oligodontia grave - Um conceito interdisciplinar." Int J Oral Maxillofac Surg 36(6): 473
- Kim Y, Park JU, e Kook YA. 2009. "Perda óssea alveolar em torno de incisivos em pacientes cirúrgicos de Classe III esquelética". Angle Orthod 79(4): 676
- Lanigan DT, Hey JH, West RA. Principais complicações vasculares da cirurgia ortognática: Hemorragia associada a osteotomias Lefort I. J Oral Maxillofac Surg 1990; 48:561.
- Rosenberg I, Austin J, Wright P, et al: O efeito da ligadura experimental da artéria carótida externa e dos seus ramos principais na hemorragia da artéria maxilar. Int J Oral Surg 11:251, 1982.
- Cristina Silva Sousa, Ruth Natalia Teresa Turrini. Complicações em cirurgia ortognática: Uma revisão abrangente. Jornal de Cirurgia, Medicina e Patologia Bucomaxilofacial 24 (2012) 67-74
- Teltzrow T, Kramer F-J, Schulze A, Baethge C, Brachvogel P. Complicações perioperatórias após osteotomia sagital dividida da mandíbula. J Craniomaxilofac Surg 2005; 33(5):307-13.
- Shachika Khanna, Alexander B. Dagum. Uma revisão crítica da literatura e uma abordagem baseada em evidências para hemorragia com risco de vida em cirurgia maxilofacial. Anais de Cirurgia Plástica Volume 69, Número 4, outubro de 2012.
- Lanigan DT, Hey J, West RA. Hemorragia após osteotomias mandibulares: um relato de 21 casos. J Oral

Maxillofac Surg. 1991; 49:713Y724.

- Pineiro-Aguilar A, Somoza-Martin M, Gandara JM, et al. Perda de sangue em cirurgia ortognática: uma revisão sistemática. J Oral Maxillofac Surg. 2011; 69:885Y892.
- Hamidreza Eftekharian, Ruhollah Vahedi, Tuba Karagah e Reza Tabrizi. Efeito da irrigação com ácido tranexâmico na perda de sangue perioperatória durante a cirurgia ortognática: Um ensaio clínico controlado, aleatório e em dupla ocultação. J Oral Maxillofac Surg 73:129-133, 2015.
- Abbas Karimi, Sussan Soltani Mohammadi, Mahboobeh Hasheminasab. Eficácia do ácido tranexâmico na perda de sangue durante a osteotomia bimaxilar: Um ensaio clínico duplo-cego randomizado. Saudi Journal of Anaesthesia Vol. 6, Issue 1, janeiro-março de 2012.
- Ben J. Steel, Martin R. Cope. Complicações incomuns e raras da cirurgia ortognática: Uma revisão da literatura. J Oral Maxillofac Surg 70:1678-1691, 2012.
- Newhouse RF, Schow SR, Kraut RA, et al: Hemorragia com risco de vida de uma osteotomia Le Fort I. J Oral Maxillofac Surg 40:117, 1982
- Brady S, Courtemanche A, Steinbok P: Trombose da artéria carótida após osteotomias mandibulares e maxilares electivas. Ann Plast Surg 6:121, 1981
- Akiko Kobayashi, Hidemi Yoshimasu, Jyunji Kobayashi, Teruo Amagasa. Alteração neurossensorial na área do lábio inferior e do queixo após cirurgia ortognática: Osteotomia Sagital Bilateral Dividida versus Osteotomia L Ramus Invertida. J Oral Maxillofac Surg 2006.
- G.E. Ghali, Bruce N. Epker. Testes Neurosensoriais Clínicos: Aplicações práticas. J Oral Maxiliofac Surg 47:1074-1078.1989
- Randolph R. Resnik, Carl E. Misch. Evitar a deficiência do nervo mandibular, Parte 3 Gestão de deficiências neurossensoriais após a cirurgia de implante dentário

- Gertjan Mensink, Jop P. Verweij, Michael D. Frank, J. Eelco Bergsm, J.P. Richard van Merkesteyn. Bad split durante a osteotomia sagital bilateral da mandíbula com separadores: um estudo retrospetivo de 427 pacientes. Jornal Britânico de Cirurgia Oral e Maxilofacial 51 (2013) 525-529.
- Kriwalsky MS, Veras RB, Maurer P, Eckert AW, Schubert J. Factores de risco para uma má divisão durante a osteotomia de divisão sagital. Br J Oral Maxillofac Surg 2008; 46:177-9.
- Mommaerts MY: Duas "más divisões" semelhantes e como foram tratadas. Relato de dois casos. Int J Oral Maxillofac Surg 21: 331-332, 1992
- Precious DS, Goodday RH, Bourget L, Skulsky FG. Fratura da placa pterigoide na osteotomia Le Fort I com e sem cinzel pterigoide: uma avaliação por tomografia computorizada de 58 pacientes. JOral MaxillofacSurg 1993: 51: 151-153.
- Lanigan D, Guest P: Abordagens alternativas para a separação pterigomaxilar. Int J Oral Maxillofac Surg 22:131, 1993
- S. A. Steenen, A. G. Becking: Bad splits in bilateral sagittal split osteotomy: systematic review of fracture patterns. Int. J. Oral Maxillofac. Surg. 2016
- Young-Kyun Kim. Complicações associadas à cirurgia ortognática. J Korean Assoc Oral Maxillofac Surg 2017;43:3-15
- Steel and Cope. Complicações da cirurgia ortognática. J Oral Maxillofac Surg 2012.
- Majid Beshkar, Mahboobe Hasheminasab, Farnoush Mohammadi. Vertigem posicional paroxística benigna como complicação da cirurgia ortognática. Jornal de Cirurgia Crânio-Maxilo-Facial 41 (2013) 59e61
- Bhattacharyya et al. Diretriz de Prática Clínica para a vertigem posicional paroxística benigna. Otolaryngology-Head and Neck Surgery, Vol 139, No 5S4, novembro de 2008
- R.A. Bays, G.F. Bouloux. Oral Maxillofacial Surg Clin N Am 15 (2003)229-242

- Z. Catherine, P. Breton, P. Bouletreau. Reabsorção condilar após cirurgia ortognática: Uma revisão sistemática. Rev Stomatol Chir Maxillofac Chir Orale 2015 ; xxx: 1-8.
- Hossein Kashani e Lars Rasmusson. Osteotomias em cirurgia ortognática. Um livro de texto de cirurgia oral e maxilofacial avançada, volume 3.
- Felipe Ladeira Pereira, Renato Yassutaka Faria Yaedú, Adriana Passanezi Sant'Ana e Eduardo Sant'Ana. Necrose Asséptica Maxilar após Osteotomia Le Fort I: Relato de Caso e Revisão de Literatura. J Oral Maxillofac Surg 68:1402-1407, 2010.
  - M.W. Ho, M.A. Boyle, J.C. Cooper, M.D. Dodd, D. Richardson. Complicações cirúrgicas da osteotomia segmentar Le Fort I. Jornal Britânico de Cirurgia Oral e Maxilofacial 49 (2011) 562-566.
  - Isabelle Moran, Satnam Virdee, Ian Sharp, Jagdeep Sulh. Complicações pós-operatórias após a cirurgia de avanço maxilar LeFort 1 em pacientes com fenda palatina: Um Estudo Retrospetivo de 5 Anos. The Cleft Palate-Craniofacial Journal 2018, Vol. 55(2) 231-237.
  - Ashwin Algudkar, Bernard Lim, Kathleen Fan, Robert Bentley. Efusões bilaterais sustentadas do ouvido médio após cirurgia ortognática tratadas com sucesso com a inserção de grommet. J R Soc Med Sh Rep 2013: 4: 1-4.
  - Dennis T. Lanigan, Ken Romanchuk, Charles K. Olson, Complicações oftálmicas associadas à cirurgia ortognática. J Oral Maxillofac Surg 51:480-494,1993
  - Kasey K. Li, John G. Meara, Peter A.D. Rubin. Síndrome do Compartimento Orbital após Cirurgia Ortognática. J Oral Maxillofac Surg 53:964-968, 1995
  - Ewan McCallum Shay Keren Matthew Lapira Jonathan H Norris. Síndrome do Compartimento Orbital: Uma atualização com revisão da literatura, Clinical Ophthalmology 2019:13 2189-2194

- Hsin-Chung Cheng, Li-Hsing Chi, Jia-Yo Wu, Tseng-Ting Hsieh, Bo-Yue Pemg. Cegueira e hipoxia dos gânglios basais como complicação da osteotomia Le Fort I atribuível à hipoplasia da artéria carótida interna: relato de um caso. Oral Surg Oral Med Oral Pathol Oral Radiol Endod 2007;104:e27-e33
- Kok Weng Lye. Efeito da Cirurgia Ortognática no Espaço Posterior das Vias Aéreas (EPA). Anais da Academia de Medicina. agosto de 2008, Vol. 37 No. 8.
- Ann W. Kummer. Types and Causes of Velopharyngeal Dysfunction (Tipos e Causas da Disfunção Velofaríngea). Seminários em fala e linguagem/volume 32, número 2 2011.
- Sunah Kang, Sun Young Jang, Areum Lee, Jae Woo Jang. Perda do reflexo lacrimal após cirurgia ortognática maxilar: relato de dois casos. BMC Ophthalmology 2014, 14:37.
- M. Jcdrzejewski & T. Smektala & K. Sporniak-Tutak & R. Olszewski. Complicações pré-operatórias, intra-operatórias e pós-operatórias em cirurgia ortognática: uma revisão sistemática. Clin Oral Invest (2015) 19:969-977.
- M. Yaghmaei, A. Ghoujeghi, A. Sadeghinejad, D. Aberoumand, M. Seifi, A. Saffarshahroudi: Alterações auditivas em pacientes submetidos a cirurgia ortognática. Int. J. Oral Maxillofac. Surg. 2009; 38: 1148-1153.
- Hideki Sato, Tadaharu Kobayashi, Hiroyuki Takatsuji, Akinori Funayama, Toshihiko Mikami, Chikara Saito. Efeito da cirurgia ortognática na condição do ouvido médio. Journal of Oral and Maxillofacial Surgery, Medicine, and Pathology 24 (2012) 7579.
- R. E. Warburton, C. C. D. Brookes, B. A. Golden, T. A. Turvey: Distúrbios do ápice orbital: uma série de casos. Int. J. Oral Maxillofac. Surg. 2015.
- Christos Martis, Irene Karabouta. Infeção após cirurgia

ortognática, com e sem antibióticos preventivos. Int. J. Oral Surg. 1984: 13: 490-494.

- Clayton M. Davis, Curtis E. Gregoire, Thomas W. Steeves, Amanda Demsey. Prevalência de Infecções do Local Cirúrgico após Cirurgia Ortognática: Uma Análise de Coorte Retrospetiva. J Oral Maxillofac Surg 2016.
- Su-Gwan Kim, Sun-Sik Park. Incidência de Complicações e Problemas Relacionados com a Cirurgia Ortognática. J Oral Maxillofac Surg 65:2438-2444, 2007.
- Dennis T. Lanigan, Juliana H. Hey, Roger A. West. Necrose Asséptica Após Osteotomias Maxilares: Relato de 36 casos. J Oral Maxillofac Surg 48:142-156, 1990.
- A. FernaAdez-Prieto, P. GarcFa-Raya, M. BurgueiEo, J. Mnn'oz-Caro, R. Frutos: Tratamento endovascular de um pseudoaneurisma da artéria palatina descendente após cirurgia ortognática: nota técnica. Int. J. Oral Maxillofac. Surg. 2005; 34: 321-323
- D. S. Precious, C. D. Hoflman, R. Miller. Acne esteroide após cirurgia ortognática. Oral surc oral med oral pathol 1992; 74:279-81.
- David M. Sarver, Lew B. Sample. Como evitar falhas cirúrgicas. Seminários em Ortodontia, Vol 5, No 4 (dezembro), 1999: p 257-274.

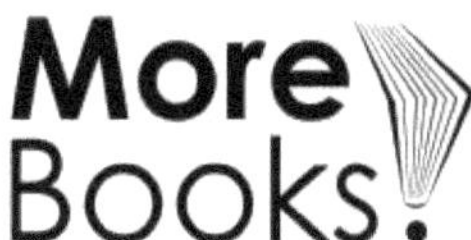

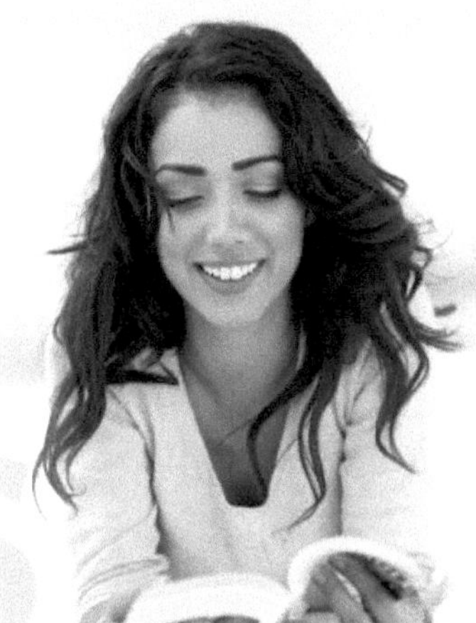

I want morebooks!

Buy your books fast and straightforward online - at one of world's fastest growing online book stores! Environmentally sound due to Print-on-Demand technologies.

Buy your books online at
www.morebooks.shop

Compre os seus livros mais rápido e diretamente na internet, em uma das livrarias on-line com o maior crescimento no mundo! Produção que protege o meio ambiente através das tecnologias de impressão sob demanda.

Compre os seus livros on-line em
www.morebooks.shop

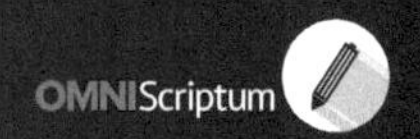

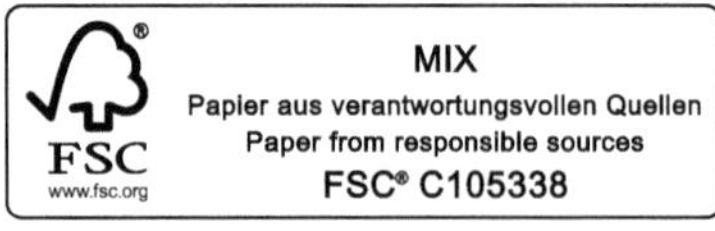

Printed by Books on Demand GmbH, Norderstedt / Germany